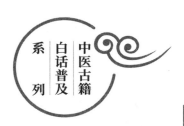

中医古籍白话普及系列

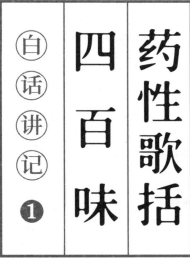

药性歌括四百味

白话讲记 ❶

曾培杰——编著

汪雪美 甘金宝——整理

中国科学技术出版社

·北 京·

图书在版编目（CIP）数据

《药性歌括四百味》白话讲记．①/曾培杰编著；汪雪美，甘金宝整理．—北京：中国科学技术出版社，2022.4

ISBN 978-7-5046-9163-7

Ⅰ．①药… Ⅱ．①曾… ②汪… ③甘… Ⅲ．①中药性味②《药性歌括四百味》—研究 Ⅳ．① R285.1

中国版本图书馆 CIP 数据核字（2021）第 168219 号

策划编辑	韩　翔　于　雷
责任编辑	延　锦
装帧设计	华图文轩
责任印制	徐　飞

出　　版	中国科学技术出版社
发　　行	中国科学技术出版社有限公司发行部
地　　址	北京市海淀区中关村南大街 16 号
邮　　编	100081
发行电话	010-62173865
传　　真	010-62179148
网　　址	http://www.cspbooks.com.cn

开　　本	889mm×1194mm　1/32
字　　数	107 千字
印　　张	8
版　　次	2022 年 4 月第 1 版
印　　次	2022 年 4 月第 1 次印刷
印　　刷	天津翔远印刷有限公司
书　　号	ISBN 978-7-5046-9163-7/R·2770
定　　价	26.00 元

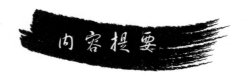

内容提要

　　《药性歌括四百味》为明代医家龚廷贤所撰，在医药界流传颇广，影响很大，是一部深受读者欢迎的中医阐释性读物。该书以四言韵语文体，介绍了四百余味常用中药的功效和应用。内容简要，押韵和谐，便于记诵，不失为初学者的良师益友。但因成书久远，有些文字比较深奥，错讹之处亦属难免。鉴于此，编者以原著为依托，在无损原著的前提下，结合编者日常所遇病例，采用讲故事的形式，生动形象地讲述了各种药物的性味归经、主治及配伍方法等，轻松达到传播与教授中医文化及中草药知识的目的。本套丛书将四百余味中药划为 110 课，方便读者分段学习，有节奏，不枯燥。书中所举病例亦是通俗易懂，实用性强，适合于中医药工作者、中医药院校广大师生及中医药爱好者阅读参考。

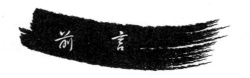

前言

三更灯火五更鸡，正是男儿读书时。

黑发不知勤学早，到老方悔读书迟。

下午，大家在田里收花生，居然颗颗饱满。

原本这一片是荒草地，经过几个月的耕耘，居然收获满满。

我感叹道，真是人勤地长宝，人懒地长草。

就像"每日一学·草药"这个栏目，从第一天一味草药，到第一百天满满一百味草药，这不就是勤学的故事吗？

接下来我们还会有更多的勤学故事。

"每日一学·草药"栏目刚刚结束，我们就马不停蹄地进入到"中医古籍白话普及系列"的讲习。

从现阶段的《药性歌括四百味》，再到《医学三字经》《汤头歌诀》……

我们相信，在中医学这片沃土上，只要撒播下经典智慧的种子，通过勤劳地耕耘，不断地努力，必然会收获大众身心健康的硕果！

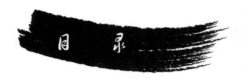

目录

人参味甘，大补元气，止渴生津，调荣养卫。

黄芪性温，收汗固表，托疮生肌，气虚莫少。

白术甘温，健脾强胃，止泻除湿，兼祛痰痞。

茯苓味淡，渗湿利窍，白化痰涎，赤通水道。

甘草甘温，调和诸药，炙则温中，生则泻火。

当归甘温，生血补心，扶虚益损，逐瘀生新。

白芍酸寒，能收能补，泻痢腹痛，虚寒勿与。

赤芍酸寒，能泻能散，破血通经，产后勿犯。

《药性歌括四百味》原文

诸药之性，各有奇功，温凉寒热，补泻宜通。

君臣佐使，运用于衷，相反畏恶，立见吉凶。

人参[①]味甘，大补元气，止渴生津，调荣养卫。

黄芪[②]性温，收汗固表，托疮生肌，气虚莫少。

白术[③]甘温，健脾强胃，止泻除湿，兼祛痰痞。

茯苓[④]味淡，渗湿利窍，白化痰涎，赤通水道。

甘草[⑤]甘温，调和诸药，炙则温中，生则泻火。

当归[⑥]甘温，生血补心，扶虚益损，逐瘀生新。

---

① 去芦用，反藜芦。

② 绵软如箭干者，疮疡生用，补虚蜜水炒用。

③ 去芦油，淘米泔水洗，薄切晒干，或陈土、壁土炒。

④ 去黑皮，中有赤筋，要去净，不损人目。

⑤ 一名国老，能解百毒，反甘遂、海藻、大戟、芫花。

⑥ 酒浸，洗净切片，体肥痰盛，姜汁浸晒。身养血，尾破血，全活血。

白芍 ① 酸寒，能收能补，泻痢腹痛，虚寒勿与。

赤芍 ② 酸寒，能泻能散，破血通经，产后勿犯。

生地 ③ 微寒，能消湿热，骨蒸烦劳，养阴凉血。

熟地 ④ 微温，滋肾补血，益髓填精，乌须黑发。

麦门 ⑤ 甘寒，解渴祛烦，补心清肺，虚热自安。

天门 ⑥ 甘寒，肺痿肺痈，消痰止嗽，喘热有功。

黄连 ⑦ 味苦，泻心除痞，清热明眸，厚肠止痢。

黄芩 ⑧ 苦寒，枯泻肺火，子清大肠，湿热皆可。

黄柏 ⑨ 苦寒，降火滋阴，骨蒸湿热，下血堪任。

栀子 ⑩ 性寒，解郁除烦，吐衄胃痛，火降小便。

① 有生用者，有酒炒用者。

② 宜用生。

③ 一名地髓，怀庆出者，用酒洗，竹刀切片，晒干。

④ 用怀庆生地黄，酒拌蒸至黑色，竹刀切片，勿犯铁器，忌萝卜葱蒜，用姜汁炒，除膈闷。

⑤ 水浸，去心用，不令人烦。

⑥ 水浸，去心皮。

⑦ 去须，下火童便，痰火姜汁，伏火盐汤，气滞火吴萸，肝胆火猪胆，实火朴硝，虚火酒炒。

⑧ 去皮枯朽，或生或酒炒。

⑨ 去粗皮，或生，或酒，或蜜，或童便，或乳汁炒，一名黄檗。

⑩ 生用清三焦实火，炒黑清三焦郁热，又能清曲屈之火。

《药性歌括四百味》原文

连翘① 苦寒，能消痈毒，气聚血凝，湿热堪逐。

石膏② 大寒，能泻胃火，发渴头疼，解肌立妥。

滑石③ 沉寒，滑能利窍，解渴除烦，湿热可疗。

贝母④ 微寒，止嗽化痰，肺痈肺痿，开郁除烦。

大黄苦寒，实热积聚，蠲痰逐水，疏通便闭。

柴胡⑤ 味苦，能泻肝火，寒热往来，疟疾均可。

前胡⑥ 微寒，宁嗽化痰，寒热头痛，痞闷能安。

升麻⑦ 性寒，清胃解毒，升提下陷，牙痛可逐。

桔梗⑧ 味苦，疗咽痛肿，载药上升，开胸利壅。

紫苏叶⑨ 辛，风寒发表，梗下诸气，消除胀满。

麻黄⑩ 味辛，解表出汗，身热头痛，风寒发散。

---

① 去梗心。

② 或生或煅，一名解石。

③ 细腻洁白者佳，粗头青黑者勿用，研末以水飞过。

④ 去心，黄白色轻松者佳。

⑤ 去芦，要北者佳。

⑥ 去芦，要软者佳。

⑦ 去须，青绿者佳。

⑧ 去芦，青白者佳。

⑨ 背面并紫者佳。

⑩ 去根节，宜陈久，止汗用根。

葛根①味甘，祛风发散，温疟往来，止渴解酒。

薄荷②味辛，最清头目，祛风散热，骨蒸宜服。

防风③甘温，能除头晕，骨节痹疼，诸风口噤。

荆芥④味辛，能清头目，表汗祛风，治疮消瘀。

细辛⑤辛温，少阴头痛，利窍通关，风湿皆用。

羌活⑥微温，祛风除湿，身痛头疼，舒筋活络。

独活⑦辛苦，颈项难舒，两足湿痹，诸风能除。

知母⑧味苦，热渴能除，骨蒸有汗，痰咳皆舒。

白芷⑨辛温，阳明头痛，风热瘙痒，排脓通用。

藁本⑩气温，除头巅顶，寒湿可祛，风邪可屏。

香附⑪味甘，快气开郁，止痛调经，更消宿食。

---

① 白粉者佳。
② 一名鸡苏，龙脑者佳，辛香通窍而散风热。
③ 去芦。
④ 一名假苏，用穗又能止冷汗虚汗。
⑤ 华阴者佳，反藜芦，能发少阴之汗。
⑥ 一名羌青，目赤亦要。
⑦ 一名独摇草，又名胡王使者。
⑧ 去皮毛，生用泻胃火，酒炒泻肾火。
⑨ 一名芳香，可作面脂。
⑩ 去芦。
⑪ 即莎草根，忌铁器。

《药性歌括四百味》原文

乌药^①**辛温，心腹胀痛，小便滑数，顺气通用。**

枳实^②**味苦，消食除痞，破积化痰，冲墙倒壁。**

枳壳^③微寒，快气宽肠，胸中气结，胀满堪尝。

白蔻^④辛温，能祛瘴翳，温中行气，止呕和胃。

青皮^⑤苦温，能攻气滞，削坚平肝，安胃下食。

陈皮^⑥辛温，顺气宽膈，留白和胃，消痰去白。

苍术^⑦甘温，健脾燥湿，发汗宽中，更祛瘴翳。

厚朴^⑧苦温，消胀泄满，痰气泻痢，其功不缓。

南星^⑨性热，能治风痰，破伤强直，风搐自安。

半夏^⑩味辛，健脾燥湿，痰厥头疼，嗽呕堪入。

藿香^⑪辛温，能止呕吐，发散风寒，霍乱为主。

---

① 一名旁其，一名天台乌。

② 如鹅眼，色黑，陈者佳，水浸去瓤，切片麸炒。

③ 水浸去瓤，切片麸炒。

④ 去壳取仁。

⑤ 水浸去瓤，切片。

⑥ 温水略洗，刮去瓤，又名橘红。

⑦ 米泔水浸透，搓去黑皮，切片炒干。

⑧ 要厚如紫豆者佳，去粗皮，姜汁炒。

⑨ 姜汤泡透，切片用，或为末，包入牛胆内，名曰牛胆南星。

⑩ 一名守田，反乌头，滚水泡透，切片，姜汁炒。

⑪ 或用叶，或用梗，或梗叶兼用。

槟榔①辛温，破气杀虫，祛痰逐水，专除后重。

腹皮②微温，能下膈气，安胃健脾，浮肿消去。

香薷③味辛，伤暑便涩，霍乱水肿，除烦解热。

扁豆④微温，转筋吐泻，下气和中，酒毒能化。

猪苓⑤味淡，利水通淋，消肿除湿，多服损肾。

泽泻⑥甘寒，消肿止渴，除湿通淋，阴汗自遏。

木通⑦性寒，小肠热闭，利窍通经，最能导滞。

车前子⑧寒，溺涩眼赤，小便能通，大便能实。

地骨皮⑨寒，解肌退热，有汗骨蒸，强阴凉血。

木瓜⑩味酸，湿肿脚气，霍乱转筋，足膝无力。

威灵⑪苦温，腰膝冷痛，消痰痃癖，风湿皆用。

---

① 如鸡心者佳。

② 多有鸩粪毒，用黑豆汤洗净。

③ 陈久者佳。

④ 微炒。

⑤ 削去黑皮，切片。

⑥ 去毛。

⑦ 去皮切片。

⑧ 去壳。

⑨ 去骨。

⑩ 酒洗。

⑪ 去芦酒洗。

牡丹① 苦寒，破血通经，血分有热，无汗骨蒸。

玄参② 苦寒，清无根火，消肿骨蒸，补肾亦可。

沙参③ 味苦，消肿排脓，补肝益肺，退热除风。

丹参④ 味苦，破积调经，生新去恶，祛除带崩。

苦参⑤ 味苦，痈肿疮疥，下血肠风，眉脱赤癞。

龙胆苦寒，疗眼赤疼，下焦湿肿，肝经热烦。

五加皮⑥ 温，祛痛风痹，健步坚筋，益精止沥。

防己气寒，风湿脚痛，热积膀胱，消痈散肿。

地榆⑦ 沉寒，血热堪用，血痢带崩，金疮止痛。

茯神⑧ 补心，善镇惊悸，恍惚健忘，兼除怒恚。

远志⑨ 气温，能祛惊悸，安神镇心，令人多记。

酸枣⑩ 味酸，敛汗祛烦，多眠用生，不眠用炒。

---

① 去骨。

② 紫黑者佳，反藜芦。

③ 去芦，反藜芦。

④ 反藜芦。

⑤ 反藜芦。

⑥ 此皮浸酒，轻身延寿，宁得一把五加，不用金玉满车。

⑦ 如虚寒水泻，切宜忌之。

⑧ 去皮木。

⑨ 甘草汤浸一宿，去骨晒干。

⑩ 去核取仁。

菖蒲^①性温，开心利窍，祛痹除风，出声至妙。

柏子^②味甘，补心益气，敛汗润肠，更疗惊悸。

益智^③辛温，安神益气，遗溺遗精，呕逆皆治。

甘松味香，善除恶气，治体香肌，心腹痛已。

小茴^④性温，能除疝气，腹痛腰疼，调中暖胃。

大茴^⑤味辛，疝气脚气，肿痛膀胱，止呕开胃。

干姜^⑥味辛，表解风寒，炮苦逐冷，虚热尤堪。

附子^⑦辛热，性走不守，四肢厥冷，回阳功有。

川乌^⑧大热，搜风入骨，湿痹寒疼，破积之物。

木香^⑨微温，散滞和胃，诸风能调，行肝泻肺。

沉香降气，暖胃追邪，通天彻地，气逆为佳。

---

① 去毛，一寸九节者佳，忌铁器。

② 去壳取仁，即柏仁。

③ 去壳取仁，研碎。

④ 盐酒炒。

⑤ 即怀香子。

⑥ 纸包水浸，火煨，切片慢火煨至极黑，亦有生用者。

⑦ 皮黑，顶正圆，一两一枚者佳，面裹火煨，去皮脐，童便浸一宿，
慢火煮，晒干密封，切片用，亦有该用生者。

⑧ 顶歪斜，制同附子。

⑨ 形如枯骨，苦口粘牙者佳。

丁香①辛热，能除寒呕，心腹疼痛，温胃可晓。

砂仁②性温，养胃进食，止痛安胎，行气破滞。

荜澄茄③辛，除胀化食，消痰止哕，能逐寒气。

肉桂④辛热，善通血脉，腹痛虚寒，温补可得。

桂枝小梗，横行手臂，止汗舒筋，治手足痹。

吴萸⑤辛热，能调疝气，脐腹寒疼，酸水能治。

延胡⑥气温，心腹卒痛，通经活血，跌仆血崩。

薏苡⑦味甘，专除湿痹，筋节拘挛，肺痈肺痿。

肉蔻⑧辛温，脾胃虚冷，泻痢不休，功可立等。

草蔻⑨辛温，治寒犯胃，作痛吐呕，不食能食。

诃子⑩味苦，涩肠止痢，痰嗽喘急，降火敛肺。

---

① 雄丁香如钉子长，雌丁香如枣核大。

② 去壳取仁。

③ 系嫩胡椒，青时摘取者是。

④ 去粗皮，不见火，妊娠用要炒黑，厚者肉桂，薄者官桂。

⑤ 去梗，汤泡，微炒。

⑥ 即玄胡索。

⑦ 一名穿谷米，去壳取仁。

⑧ 一名肉果，面包，煨熟切片，纸包，捶去油。

⑨ 建宁有淡红花内白色子是真的。

⑩ 又名诃黎勒，六棱黑色者佳，火煨去核。

草果^①味辛，消食除胀，截疟逐痰，解瘟辟瘴。

常山^②苦寒，截疟除痰，解伤寒热，水胀能宽。

良姜^③性热，下气温中，转筋霍乱，酒食能攻。

山楂^④味甘，磨消肉食，疗疝催疮，消膨健胃。

神曲^⑤味甘，开胃进食，破结逐痰，调中下气。

麦芽^⑥甘温，能消宿食，心腹膨胀，行血散滞。

苏子味辛，祛痰降气，止咳定喘，更润心肺。

白芥子^⑦辛，专化胁痰，疟蒸痞块，服之能安。

甘遂^⑧苦寒，破癥消痰，面浮蛊胀，利水能安。

大戟^⑨甘寒，消水利便，腹胀癥坚，其功瞑眩。

芫花^⑩寒苦，能消胀蛊，利水泻湿，止咳痰吐。

---

① 去壳取仁。

② 酒浸切片。

③ 结实秋收名红豆蔻，善解酒毒，余治同。

④ 一名糖球子，俗呼山里红，蒸，去核用。

⑤ 炒黄色。

⑥ 炒，孕妇勿用，恐堕胎元。

⑦ 微炒。

⑧ 反甘草。

⑨ 反甘草。

⑩ 反甘草。

商陆^①苦寒，赤白各异，赤者消风，白利水气。

海藻^②咸寒，消瘿散疬，除胀破癥，利水通闭。

牵牛^③苦寒，利水消肿，蛊胀痃癖，散滞除壅。

葶苈^④辛苦，利水消肿，痰咳癥瘕，治喘肺痈。

瞿麦辛寒，专治淋病，且能堕胎，通经立应。

三棱^⑤味苦，利血消癖，气滞作痛，虚者当忌。

五灵味甘，血滞腹痛，止血用炒，行血用生。

干漆^⑥辛温，通经破瘕，追积杀虫，效如奔马。

蒲黄味甘，逐瘀止崩，补血须炒，破血用生。

苏木甘咸，能行积血，产后血经，兼医仆跌。

桃仁^⑦甘平，能润大肠，通经破瘀，血瘕堪尝。

莪术^⑧温苦，善破痃癖，止痛消瘀，通经最宜。

姜黄味辛，消痈破血，心腹结痛，下气最捷。

---

① 一名章柳。

② 与海带、昆布，散结溃坚功同，反甘草。

③ 黑者属水力速，白者属金力迟，并取头末用。

④ 隔纸略炒。

⑤ 去毛，火煨，切片，醋炒。

⑥ 捣，炒令烟尽，生则损人伤胃。

⑦ 汤浸，尖皮皆去尽，研如泥。

⑧ 去根，火煨，切片，醋炒。

郁金味苦，破血行气，血淋溺血，郁结能舒。

金银花^①甘，疗痈无对，未成则散，已成则溃。

漏芦^②性寒，祛恶疮毒，补血排脓，生肌长肉。

蒺藜味苦，疗疮瘙痒，白癜头疮，翳除目朗。

白及味苦，功专收敛，肿毒疮疡，外科最善。

蛇床辛苦，下气温中，恶疮疥癞，逐瘀祛风。

天麻味甘，能祛头眩，小儿惊痫，拘挛瘫痪。

白附辛温，治面百病，血痹风疮，中风痰症。

全蝎味辛，祛风痰毒，口眼㖞斜，风痫发搐。

蝉蜕甘寒，消风定惊，杀疳除热，退翳侵睛。

僵蚕^③味咸，诸风惊痫，湿痰喉痹，疮毒瘢痕。

蜈蚣^④味辛，蛇虺恶毒，镇惊止痉，堕胎逐瘀。

木鳖甘寒，能追疮毒，乳痈腰疼，消肿最速。

蜂房咸苦，惊痫瘛疭，牙疼肿毒，瘰疬乳痈。

<hr>

① 一名忍冬，一名鹭鸶藤，一名金钗股，一名老翁须。

② 一名野兰。

③ 去丝酒炒。

④ 头足赤者佳，炙黄，去头足。

《药性歌括四百味》原文

花蛇①温毒，瘫痪喎斜，大风疥癞，诸毒称佳。

蛇蜕咸平，能除翳膜，肠痔蛊毒，惊痫搐搦。

槐花味苦，痔漏肠风，大肠热痢，更杀蛔虫。

鼠粘子②辛，能除疮毒，瘾疹风热，咽疼可逐。

茵陈味苦，退疸除黄，泻湿利水，清热为凉。

红花辛温，最消瘀热，多则通经，少则养血。

蔓荆子苦，头疼能医，拘挛湿痹，泪眼堪除。

兜铃③苦寒，能熏痔漏，定喘消痰，肺热久嗽。

百合味甘，安心定胆，止嗽消浮，痈疽可啖。

秦艽④微寒，除湿荣筋，肢节风痛，下血骨蒸。

紫菀⑤苦辛，痰喘咳逆，肺痈吐脓，寒热并济。

款花⑥甘温，理肺消痰，肺痈喘咳，补劳除烦。

金沸草⑦温，消痰止嗽，明目祛风，逐水尤妙。

---

① 两鼻孔，四獠牙，头戴二十四朵花，尾上有个佛指甲，是出蕲
   州者佳。

② 一名牛蒡子，一名大力子，一名恶实。

③ 去膈膜根，名青木香，散气。

④ 新好罗纹者佳。

⑤ 去头。

⑥ 要嫩茸，去本。

⑦ 一名旋覆花，一名金钱花。

桑皮①甘辛，止嗽定喘，泻肺火邪，其功不浅。

杏仁②温苦，风寒喘嗽，大肠气闭，便难切要。

乌梅酸温，收敛肺气，止渴生津，能安泻痢。

天花粉寒，止渴祛烦，排脓消毒，善除热痰。

瓜蒌仁③寒，宁嗽化痰，伤寒结胸，解渴止烦。

密蒙花④甘，主能明目，虚翳青盲，服之效速。

菊花⑤味甘，除热祛风，头晕目赤，收泪殊功。

决明子甘，能祛肝热，目疼收泪，仍止鼻血。

犀角酸寒，化毒辟邪，解热止血，消肿毒蛇。

羚羊角寒，明目清肝，祛惊解毒，神志能安。

龟甲⑥味甘，滋阴补肾，止血续筋，更医颅囟。

木贼味甘，祛风退翳，能止月经，更消积聚。

鳖甲⑦咸平，劳嗽骨蒸，散瘀消肿，祛痞除癥。

---

① 风寒新嗽生用，虚劳久嗽，蜜水炒用，去红皮。

② 单仁者，泡去皮尖，麸炒入药，双仁者有毒，杀人，勿用。

③ 去壳用仁，重纸包，砖压掺之，只一度去油用。

④ 酒洗，蒸过晒干。

⑤ 家园内味甘黄小者佳，去梗。

⑥ 即败龟板。

⑦ 去裙，蘸醋炙黄。

桑上寄生，风湿腰痛，止漏安胎，疮疡亦用。

火麻①味甘，下乳催生，润肠通结，小水能行。

山豆根②苦，疗咽痛肿，敷蛇虫伤，可救急用。

益母草③苦，女科为主，产后胎前，生新祛瘀。

紫草咸寒，能通九窍，利水消膨，痘疹最要。

紫葳④味酸，调经止痛，崩中带下，癥瘕通用。

地肤子⑤寒，祛膀胱热，皮肤瘙痒，除热甚捷。

楝根性寒，能追诸虫，疼痛立止，积聚立通。

樗根⑥味苦，泻痢带崩，肠风痔漏，燥湿涩精。

泽兰甘苦，痈肿能消，打仆伤损，肢体虚浮。

牙皂⑦味辛，通关利窍，敷肿痛消，吐风痰妙。

芜荑味辛，驱邪杀虫，痔瘘癣疥，化食除风。

雷丸⑧味苦，善杀诸虫，癫痫蛊毒，治儿有功。

---

① 微炒，砖擦去壳，取仁。

② 俗名金锁匙。

③ 一名茺蔚子。

④ 即凌霄花。

⑤ 一名铁扫帚子。

⑥ 去粗皮，取二层白皮，切片酒炒。

⑦ 去弦子粗皮，不蛀者佳。

⑧ 赤者杀人，白者佳，甘草煎水泡一宿。

胡麻仁①甘，疗肿恶疮，熟补虚损，筋壮力强。

苍耳子苦，疥癣细疮，驱风湿痹，瘙痒堪尝。

蕤仁味甘，风肿烂弦，热胀胬肉，眼泪立痊。

青葙子苦，肝脏热毒，暴发赤瘴，青盲可服。

谷精草②辛，牙齿风痛，口疮咽痹，眼翳通用。

白薇大寒，疗风治疟，人事不知，昏厥堪却。

白蔹微寒，儿疟惊痫，女阴肿痛，痈疔可啖。

青蒿气寒，童便熬膏，虚寒盗汗，除骨蒸劳。

茅根味甘，通关逐瘀，止吐衄血，客热可去。

大小蓟苦，消肿破血，吐衄咯唾，崩漏可啜。

枇杷叶③苦，偏理肺脏，吐秽不已，解酒清上。

射干④味苦，逐瘀通经，喉痹口臭，痈毒堪凭。

鬼箭羽⑤苦，通经堕胎，杀虫破结，驱邪除乖。

夏枯草⑥苦，瘰疬瘿瘤，破癥散结，湿痹能瘳。

---

① 一名巨胜，黑者佳。
② 一名戴星草。
③ 布拭去毛。
④ 一名乌翣根。
⑤ 一名卫矛。
⑥ 冬至后发生，夏至时枯。

卷柏味辛，癥瘕血闭，风眩痿躄，更驱鬼疰。

马鞭味苦，破血通经，癥瘕痞块，服之最灵。

鹤虱味苦，杀虫追毒，心腹卒痛，蛔虫堪逐。

白头翁温，散癥逐血，瘿疬疟疝，止痛百节。

旱莲草甘，生须黑发，赤痢堪止，血流可截。

慈菇辛苦，疔肿痈疽，恶疮瘾疹，蛇虺并施。

榆皮① 味甘，通水除淋，能利关节，敷肿痛定。

钩藤② 微寒，疗儿惊痫，手足瘛疭，抽搐口眼。

豨莶③ 味苦，追风除湿，聪耳明目，乌须黑发。

辛夷④ 味辛，鼻塞流涕，香臭不闻，通窍之剂。

续随子⑤ 辛，恶疮蛊毒，通经消积，不可过服。

海桐皮苦，霍乱久痢，疳䘌疥癣，牙痛亦治。

石楠藤⑥ 辛，肾衰脚弱，风淫湿痹，堪为妙药。

---

① 取里面白皮，切片晒干。

② 苗类钓钩，故曰钩藤。

③ 蜜同酒浸，九晒为丸服。

④ 去心毛。

⑤ 一名千金子，一名拒冬实，去皮壳，取仁，纸包，压去油。

⑥ 一名鬼目。

大青气寒，伤寒热毒，黄汗黄胆，时疫宜服。

侧柏叶苦，吐衄崩痢，能生须眉，除湿之剂。

槐实①味苦，阴疮湿痒，五痔肿痛，止血极莽。

瓦楞子②咸，妇人血块，男子痰癖，癥瘕可瘥。

棕榈子苦，禁泄涩痢，带下崩中，肠风堪治。

冬葵子③寒，滑胎易产，癃利小便，善通乳难。

淫羊藿④辛，阴起阳兴，坚筋益骨，志强力增。

松脂⑤味甘，滋阴补阳，驱风安脏，膏可贴疮。

覆盆子⑥甘，肾损精竭，黑须明眸，补虚续绝。

合欢⑦味甘，利人心志，安脏明目，快乐无虑。

金樱子⑧涩，梦遗精滑，禁止遗尿，寸白虫杀。

楮实味甘，壮筋明目，益气补虚，阴痿当服。

---

① 即槐角黑子也。

② 即蚶子壳，火煅醋淬。

③ 即葵菜子。

④ 即仙灵脾，俗呼三枝九叶草也。

⑤ 一名沥青。

⑥ 去蒂。

⑦ 即交枝树。

⑧ 霜后红熟，去核。

郁李仁①酸，破血润燥，消肿利便，关格通导。

密陀僧咸，止痢医痔，能除白癜，诸疮可治。

伏龙肝②温，治疫安胎，吐血咳逆，心烦妙哉。

石灰味辛，性烈有毒，辟虫立死，堕胎甚速。

穿山甲③毒，痔癖恶疮，吹奶肿痛，通经排脓。

蚯蚓气寒，伤寒温病，大热狂言，投之立应。

蟾蜍气凉，杀疳蚀癖，瘟疫能碎，疮毒可祛。

刺猬皮苦，主医五痔，阴肿疝痛，能开胃气。

蛤蚧味咸，肺痿血咯，传尸劳疰，邪气可却。

蝼蛄味咸，治十水肿，上下左右，效不旋踵。

桑螵蛸咸，淋浊精泄，除疝腰疼，虚损莫缺。

田螺④性冷，利大小便，消肿除热，醒酒立见。

水蛭⑤味咸，除积瘀坚，通经堕产，折伤可痊。

贝子味咸，解肌散结，利水消肿，目翳清洁。

---

① 破核取仁，汤泡去皮，研碎。

② 取年深色变褐者佳。

③ 用甲剉碎，土炒成珠。

④ 浊酒煮熟，挑肉食之。

⑤ 即马蟥蜞。

海螵蛸^①咸，漏下赤白，癥瘕疝气，阴肿可得。

青礞石^②寒，硝煅金色，坠痰消食，疗效莫测。

磁石味咸，专杀铁毒，若误吞针，系线即出。

花蕊石^③寒，善止诸血，金疮血流，产后血涌。

代赭石寒，下胎崩带，儿疳泻痢，惊痫呕噎。

黑铅味甘，止呕反胃，瘰疬外敷，安神定志。

狗脊^④味甘，酒蒸入剂，腰背膝痛，风寒湿痹。

骨碎补^⑤温，折伤骨节，风血积疼，最能破血。

茜草味苦，便衄吐血，经带崩漏，损伤虚热。

王不留行^⑥，调经催产，除风痹痛，乳痈当啖。

狼毒味辛，破积瘕癥，恶疮鼠瘘，止心腹疼。

藜芦^⑦味辛，最能发吐，肠澼泻痢，杀虫消蛊。

---

① 一名乌贼鱼骨。

② 用焰硝同入锅内，火煅如金色者。

③ 火煅研。

④ 根类金毛狗脊。

⑤ 去毛，即胡孙良姜。

⑥ 即剪金子花，取酒蒸，火焙干。

⑦ 取根去头，用川黄连为使，恶大黄，畏葱白，反芍药、细辛、
　人参、沙参、玄参、丹参、苦参，切忌同用。

蓖麻子^①辛，吸出滞物，涂顶肠收，涂足胎出。

荜茇味辛，温中下气，痃癖阴疝，霍乱泻痢。

百部味甘，骨蒸劳瘵，杀疳蛔虫，久嗽功大。

京墨味辛，吐衄下血，产后崩中，止血甚捷。

女贞子^②苦，黑发乌须，强筋壮力，祛风补虚。

瓜蒂^③苦寒，善能吐痰，消身肿胀，并治黄疸。

粟壳^④性涩，泄痢嗽怯，劫病如神，杀人如剑。

巴豆^⑤辛热，除胃寒积，破癥消痰，大能通痢。

夜明砂^⑥粪，能下死胎，小儿无辜，瘰疬堪裁。

斑蝥^⑦有毒，破血通经，诸疮瘰疬，水道能行。

蚕沙性温，湿痹瘾疹，瘫风肠鸣，消渴可饮。

胡黄连^⑧苦，治劳骨蒸，小儿疳痢，盗汗虚惊。

---

① 去壳取仁。

② 一名冬青子。

③ 即北方甜瓜蒂也，一名苦丁香，散用则吐，丸用则泻。

④ 不可轻用，蜜水炒。

⑤ 一名江子，一名巴椒，反牵牛，去壳，看症制用。

⑥ 一名伏翼粪，一名蝙蝠屎。

⑦ 去头翅足，米炒熟用。

⑧ 折断一线烟出者佳，忌猪肉。

使君^①甘温，消疳消浊，泻痢诸虫，总能除却。

赤石脂^②温，保固肠胃，溃疡生肌，涩精泻痢。

青黛^③咸寒，能平肝木，惊痫疳痢，兼除热毒。

阿胶^④甘平，止咳脓血，吐衄胎崩，虚羸可啜。

白矾^⑤味酸，化痰解毒，治症多能，难以尽述。

五倍^⑥苦酸，疗齿疳䘌，痔痈疮脓，兼除风热。

玄明粉^⑦辛，能蠲宿垢，化积消痰，诸热可疗。

通草味甘，善治膀胱，消痈散肿，能医乳房。

枸杞^⑧甘平，添精补髓，明目祛风，阴兴阳起。

黄精^⑨味甘，能安脏腑，五劳七伤，此药大补。

何首乌^⑩甘，添精种子，黑发悦颜，强身延纪。

---

① 微火煨，去壳取仁。
② 色赤黏舌为良，火煅，醋淬，研碎。
③ 即靛花。
④ 要金井者佳，蛤粉炒成珠。
⑤ 火煅过，名枯矾。
⑥ 一名文蛤，一名百虫仓，百药煎即此造成。
⑦ 用朴硝，以萝卜同制过者是。
⑧ 紫熟味甘膏润者佳，去梗蒂。
⑨ 与钩吻略同，切勿误用，洗净，九蒸九晒。
⑩ 赤白兼用，泔浸，过一宿捣碎。

五味①酸温，生津止渴，久嗽虚劳，肺肾枯竭。

山茱②性温，涩精益髓，肾虚耳鸣，腰膝痛止。

石斛③味甘，却惊定志，壮骨补虚，善驱冷痹。

破故纸④温，腰膝酸痛，兴阳固精，盐酒炒用。

薯蓣⑤甘温，理脾止泻，益肾补中，诸虚可治。

苁蓉⑥味甘，峻补精血，若骤用之，更动便滑。

菟丝⑦甘平，梦遗滑精，腰痛膝冷，添髓壮筋。

牛膝⑧味苦，除湿痹痿，腰膝酸疼，小便淋沥。

巴戟⑨辛甘，大补虚损，精滑梦遗，强筋固本。

仙茅味辛，腰足挛痹，虚损劳伤，阳道兴起。

牡蛎⑩微寒，涩精止汗，崩带胁痛，老痰祛散。

---

① 风寒咳嗽用南，虚损劳伤用北，去梗。

② 酒蒸，去核选肉，其核勿用，恐其滑精难治。

③ 去根，如金色者佳。

④ 一名补骨脂，盐酒洗炒。

⑤ 一名山药，一名山芋，怀庆者佳。

⑥ 酒洗，去鳞用，除心内膜筋。

⑦ 水洗净，热酒砂罐煨烂，捣碎晒干，合药同麝末为丸，不堪作汤。

⑧ 怀庆者佳，去芦酒洗。

⑨ 肉厚连珠者佳，酒浸过宿，迨去骨，晒干，俗名二蔓草。

⑩ 左顾大者佳，火煅红，研。

楝子 ① 苦寒，膀胱疝气，中湿伤寒，利水之剂。

萆薢 ② 甘苦，风寒湿痹，腰背冷痛，添精益气。

续断 ③ 味辛，接骨续筋，跌仆折损，且固遗精。

龙骨 ④ 味甘，梦遗精泄，崩带肠痈，惊痫风热。

人之头发 ⑤，补阴甚捷，吐衄血晕，风惊痫热。

鹿茸 ⑥ 甘温，益气补阳，泄精尿血，崩带堪尝。

鹿角胶温，吐衄虚羸，跌仆伤损，崩带安胎。

腽肭脐 ⑦ 热，补益元阳，固精起痿，疝癖劳伤。

紫河车 ⑧ 甘，疗诸虚损，劳瘵骨蒸，滋培根本。

枫香味辛，外科要药，瘰疮瘾疹，齿痛亦可。

檀香味辛，开胃进食，霍乱腹痛，中恶邪气。

---

① 即金铃子，酒浸，蒸，去皮核。
② 白者为佳，酒浸切片。
③ 酒洗切片，如鸡脚者佳。
④ 火煅。
⑤ 一名血余。
⑥ 燎去毛，或酒或酥炙令脆。
⑦ 酒浸，微炙令香。
⑧ 一名混沌皮，一名混元衣，即胞衣也。长流水洗净，或新瓦烘干，或用甑蒸烂，忌铁器。

安息香①辛，驱除秽恶，开窍通关，死胎能落。

苏合香甘，祛痰辟秽，蛊毒痫痉，梦魇能去。

熊胆味苦，热蒸黄疸，恶疮虫痔，五疳惊痫。

硇砂②有毒，溃痈烂肉，除翳生肌，破癥消毒。

硼砂③味辛，疗喉肿痛，膈上热痰，噙化立中。

朱砂④味甘，镇心养神，祛邪解毒，定魄安魂。

硫黄性热，扫除疥疮，壮阳逐冷，寒邪敢当。

龙脑⑤味辛，目痛头痹，狂躁妄语，真为良剂。

芦荟⑥气寒，杀虫消疳，癫痫惊搐，服之立安。

天竺黄⑦甘，急慢惊风，镇心解热，化痰有功。

麝香⑧辛温，善通关窍，辟秽安惊，解毒甚妙。

乳香⑨辛苦，疗诸恶疮，生肌止痛，心腹尤良。

---

① 黑黄色。

② 水飞，去土石，生用败肉，火煅可用。

③ 大块光莹者佳。

④ 生即无害，炼服即能杀人。

⑤ 即冰片。

⑥ 俗名象胆。

⑦ 出天竺国。

⑧ 不见火。

⑨ 去砂石用，灯心同研。

没药苦平，治疮止痛，跌打损伤，破血通用。

阿魏性温，除癥破结，止痛杀虫，传尸可灭。

水银性寒，治疥杀虫，断绝胎孕，催生立通。

轻粉性燥，外科要药，杨梅诸疮，杀虫可托。

砒霜①大毒，风痰可吐，截疟除哮，能消沉痼。

雄黄苦辛，辟邪解毒，更治蛇虺，喉风息肉。

珍珠气寒，镇惊除痫，开聋磨翳，止渴坠痰。

牛黄味苦，大治风痰，定魄安魂，惊痫灵丹。

琥珀②味甘，安魂定魄，破瘀消癥，利水通涩。

血竭③味咸，跌仆损伤，恶毒疮痈，破血有谁。

石钟乳甘，气乃剽悍，益气固精，治目昏暗。

阳起石④甘，肾气乏绝，阴痿不起，其效甚捷。

桑椹子甘，解金石燥，清除热渴，染须发皓。

蒲公英⑤苦，溃坚消肿，结核能除，食毒堪用。

---

① 一名人言，一名信，所畏绿豆、冷水、米醋、姜肉，误中毒，
  服其中一味即解。
② 拾起草芥者佳。
③ 一名麒麟竭，敲断，有镜脸光者是。
④ 火煅，酒淬七次，再酒煮半日，研细。
⑤ 一名黄花地丁草。

石韦味苦，通利膀胱，遗尿或淋，发背疮疡。

萹蓄味苦，疗瘙疽痔，小儿蛔虫，女人阴蚀。

鸡内金寒，溺遗精泄，禁痢漏崩，更除烦热。

鲤鱼味甘，消水肿满，下气安胎，其功不缓。

芡实① 味甘，能益精气，腰膝酸疼，皆主湿痹。

石莲子苦，疗噤口痢，白浊遗精，清心良剂。

藕味甘寒，解酒清热，消烦逐瘀，止吐衄血。

龙眼味甘，归脾益智，健忘怔忡，聪明广记。

莲须味甘，益肾乌须，涩精固髓，悦颜补虚。

石榴皮酸，能禁精漏，止痢涩肠，染须尤妙。

陈仓谷米② ，调和脾胃，解渴除烦，能止泻痢。

莱菔子③ 辛，喘咳下气，倒壁冲墙，胀满消去。

砂糖味甘，润肺利中，多食损齿，湿热生虫。

饴糖味甘，和脾润肺，止咳消痰，中满休食。

麻油性冷，善解诸毒，百病能治，功难悉述。

---

① 一名鸡头，去壳取仁。

② 愈陈愈佳，黏米陈粟米功同。

③ 即萝卜子也。

白果^①甘苦，喘嗽白浊，点茶压酒，不可多嚼。

胡桃肉甘，补肾黑发，多食生痰，动气之物。

梨^②味甘酸，解酒除渴，止嗽消痰，善驱烦热。

榧实味甘，主疗五痔，蛊毒三虫，不可多食。

竹茹止呕，能除寒热，胃热咳哕，不寐安歇。

竹叶^③味甘，退热安眠，化痰定喘，止渴消烦。

竹沥^④味甘，阴虚痰火，汗热渴烦，效如开锁。

莱菔根^⑤甘，下气消谷，痰癖咳嗽，兼解面毒。

灯草味甘，能利小便，癃闭成淋，湿肿为最。

艾叶^⑥温平，温经散寒，漏血安胎，心痛即安。

绿豆气寒，能解百毒，止渴除烦，诸热可服。

川椒^⑦辛热，祛邪逐寒，明目杀虫，温而不猛。

胡椒味辛，心腹冷痛，下气温中，跌仆堪用。

---

① 一名银杏。
② 勿多食，令人寒中作泻，产妇金疮属血虚，切忌。
③ 味淡者佳。
④ 截尺余，直劈数片，两砖架起，火烘，两头流沥，每沥一盏，姜汁二匙。
⑤ 俗云萝卜。
⑥ 宜陈久者佳，揉烂醋浸炒之。
⑦ 去目微炒。

《药性歌括四百味》原文

石蜜甘平，入药炼熟，益气补中，润燥解毒。

马齿苋寒，青盲白瞖，利便杀虫，癥痢咸治。

葱白①辛温，发表出汗，伤寒头疼，肿痛皆散。

胡荽味辛，上止头痛，内消谷食，痘疹发生。

韭味辛温，祛除胃寒，汁清血瘀，子医梦泄。

大蒜辛温，化肉消谷，解毒散痈，多用伤目。

食盐味咸，能吐中痰，心腹卒痛，过多损颜。

茶茗性苦，热渴能济，上清头目，下消食气。

酒②通血脉，消愁遣兴，少饮壮神，过多损命。

醋③消肿毒，积瘕可去，产后金疮，血晕皆治。

淡豆豉④寒，能除懊恼，伤寒头痛，兼理瘴气。

莲子⑤味甘，健脾理胃，止泻涩精，清心养气。

大枣味甘，调和百药，益气养脾，中满休嚼。

生姜⑥性温，通畅神明，痰嗽呕吐，开胃极灵。

---

① 忌与蜜同食。
② 用无灰酒，凡煎药入酒，药热方入。
③ 一名苦酒，用味酸者。
④ 用江西淡豉黑豆造者。
⑤ 食不去心，恐成卒暴霍乱。
⑥ 去皮即热，留皮即冷。

桑叶性寒，善散风热，明目清肝，又兼凉血。

浮萍辛寒，发汗利尿，透疹散邪，退肿有效。

柽柳甘咸，透疹解毒，熏洗最宜，亦可内服。

胆矾酸寒，涌吐风痰，癫痫喉痹，烂眼牙疳。

番泻叶寒，食积可攻，肿胀皆逐，便秘能通。

寒水石咸，能清大热，兼利小便，又能凉血。

芦根甘寒，清热生津，烦渴呕吐，肺痈尿频。

银柴胡寒，虚热能清，又兼凉血，善治骨蒸。

丝瓜络甘，通络行经，解毒凉血，疮肿可平。

秦皮苦寒，明目涩肠，清火燥湿，热痢功良。

紫花地丁，性寒解毒，痈肿疔疮，外敷内服。

败酱微寒，善治肠痈，解毒行瘀，止痛排脓。

红藤苦平，消肿解毒，肠痈乳痈，疗效迅速。

鸦胆子苦，治痢杀虫，疟疾能止，赘疣有功。

白鲜皮寒，疥癣疮毒，痹痛发黄，湿热可逐。

土茯苓平，梅毒宜服，既能利湿，又可解毒。

马勃味辛，散热清金，咽痛咳嗽，吐衄失音。

橄榄甘平，清肺生津，解河豚毒，治咽喉痛。

蕺菜微寒，肺痈宜服，熏洗痔疮，消肿解毒。

板蓝根寒，清热解毒，凉血利咽，大头瘟毒。

西瓜甘寒，解渴利尿，天生白虎，清暑最好。

荷叶苦平，暑热能除，升清治泻，止血散瘀。

豆卷甘平，内清湿热，外解表邪，湿热最宜。

佩兰辛平，芳香辟秽，祛暑和中，化湿开胃。

冬瓜子寒，利湿清热，排脓消肿，化痰亦良。

海金沙寒，淋病宜用，湿热可除，又善止痛。

金钱草咸，利尿软坚，通淋消肿，结石可痊。

赤小豆平，活血排脓，又能利水，退肿有功。

泽漆微寒，逐水捷效，退肿祛痰，兼治瘰疬。

葫芦甘平，通利小便，兼治心烦，退肿最善。

半边莲辛，能解蛇毒，痰喘能平，腹水可逐。

海风藤辛，痹证宜用，除湿祛风，通络止痛。

络石微寒，经络能通，祛风止痛，凉血消痈。

桑枝苦平，通络祛风，痹痛拘挛，脚气有功。

千年健温，除湿祛风，强筋健骨，痹痛能攻。

松节苦温，燥湿祛风，筋骨酸痛，用之有功。

伸筋草温，祛风止痛，通络舒筋，痹痛宜用。

虎骨味辛，健骨强筋，散风止痛，镇惊安神。

乌梢蛇平，无毒性善，功同白花，作用较缓。

夜交藤平，失眠宜用，皮肤痒疮，肢体酸痛。

玳瑁甘寒，平肝镇心，神昏痉厥，热毒能清。

石决明咸，眩晕目昏，惊风抽搐，劳热骨蒸。

香橼性温，理气疏肝，化痰止呕，胀痛皆安。

佛手性温，理气宽胸，疏肝解郁，胀痛宜用。

薤白苦温，辛滑通阳，下气散结，胸痹宜尝。

荔枝核温，理气散寒，疝瘕腹痛，服之俱安。

柿蒂苦涩，呃逆能医，柿霜甘凉，燥咳可治。

刀豆甘温，味甘补中，气温暖肾，止呃有功。

九香虫温，胃寒宜用，助阳温中，理气止痛。

玫瑰花温，疏肝解郁，理气调中，行瘀活血。

紫石英温，镇心养肝，惊悸怔忡，子宫虚寒。

仙鹤草涩，收敛补虚，出血可止，劳伤能愈。

三七性温，止血行瘀，消肿定痛，内服外敷。

百草霜温，止血功良，化积止泻，外用疗疮。

降香性温，止血行瘀，辟恶降气，胀痛皆除。

川芎辛温，活血通经，除寒行气，散风止痛。

月季花温，调经宜服，瘰疬可治，又消肿毒。

刘寄奴苦，温通行瘀，消胀定痛，止血外敷。

自然铜辛，接骨续筋，既散瘀血，又善止痛。

皂角刺温，消肿排脓，疮癣瘙痒，乳汁不通。

虻虫微寒，逐瘀散结，癥瘕蓄血，药性猛烈。

䗪虫咸寒，行瘀通经，破癥消痕，接骨续筋。

党参甘平，补中益气，止渴生津，邪实者忌。

太子参凉，补而能清，益气养胃，又可生津。

鸡血藤温，血虚宜用，月经不调，麻木酸痛。

冬虫夏草，味甘性温，虚劳咳血，阳痿遗精。

锁阳甘温，壮阳补精，润燥通便，强骨养筋。

葫芦巴温，逐冷壮阳，寒疝腹痛，脚气宜尝。

杜仲甘温，腰痛脚弱，阳痿尿频，安胎良药。

沙苑子温，补肾固精，养肝明目，并治尿频。

玉竹微寒，养阴生津，燥热咳嗽，烦渴皆平。

鸡子黄甘，善补阴虚，除烦止呕，疗疮熬涂。

谷芽甘平，养胃健脾，饮食停滞，并治不饥。

白前微温，降气下痰，咳嗽喘满，服之皆安。

胖大海淡，清热开肺，咳嗽咽疼，音哑便秘。

海浮石咸，清肺软坚，痰热喘咳，瘰疬能痊。

昆布咸寒，软坚清热，瘿瘤癥瘕，瘰疬痰核。

海蛤壳咸，软坚散结，清肺化痰，利尿止血。

海蜇味咸，化痰散结，痰热咳嗽，并消瘰疬。

荸荠微寒，痰热宜服，止渴生津，滑肠明目。

禹余粮平，止泻止血，固涩下焦，泻痢最宜。

小麦甘凉，除烦养心，浮麦止汗，兼治骨蒸。

贯众微寒，解毒清热，止血杀虫，预防瘟疫。

南瓜子温，杀虫无毒，血吸绦蛔，大剂吞服。

铅丹微寒，解毒生肌，疮疡溃烂，外敷颇宜。

樟脑辛热，开窍杀虫，理气辟浊，除痒止疼。

炉甘石平，去翳明目，生肌敛疮，燥湿解毒。

大风子热，善治麻风，疥疮梅毒，燥湿杀虫。

孩儿茶凉，收湿清热，生肌敛疮，定痛止血。

木槿皮凉，疥癣能愈，杀虫止痒，浸汁外涂。

蚤休微寒，清热解毒，痈疽蛇伤，惊痫发搐。

番木鳖寒，消肿通络。喉痹痈疡，瘫痪麻木。

药四百余，精制不同，生熟新久，炮煅炙烘。

汤丸膏散，各起疲癃，合宜而用，乃是良工。

云林歌括，可以训蒙，略陈梗概，以候明公。

理加斫削，济世无穷。

第1课 人参、黄芪、白术、茯苓

人参味甘，大补元气，止渴生津，调荣养卫。

黄芪性温，收汗固表，托疮生肌，气虚莫少。

白术甘温，健脾强胃，止泻除湿，兼祛痰痞。

茯苓味淡，渗湿利窍，白化痰涎，赤通水道。

11 月 5 日

晴

湖心亭公园

大家好！之前，我们在"每日一学·草药"讲了 100 味药，用了 100 个早晨，每天早晨 1 小时风雨无阻，刮台风、下大雨我们都不会间断。

这一百天下来，我们都收获很大，不知道你们收获了多少。我觉得我讲完一遍后，对很多草药的记忆更加深刻，临床用起来也更加得心应手了。

所以以前许多皇帝的学问都很高，康熙皇帝有一句话，叫"讲论得之最速"，就是说我们在讲授知识或写论文、进行辩论等活动时，收获是很快速的。

所以我突然间萌发出一个念头，因为前几天台湾的黄老师，请我们一起到台湾去讲课。我说让我再沉淀三年，我准备用三年时间完成这个"千讲计划"，讲一千堂课，每天一堂课不间断，然后再用十年时间来做一个"万论计划"，就是说每天都要写小论点、小文章，磨磨自己的笔。

我们用三年来磨一把剑，用十年来磨一把亮剑。

昨天昆哥开车拉我们到石坑村去讲周课（每周都有周课），在路上他问道："曾老师，你当时是怎么有那个心，在深山里头埋名隐姓的？"

我说："因为一句对联。"

"哪句对联？"

"入深山修身养性，出古洞名扬天下！"

也就是说，只要能定下心来在深山里头做学问，然后再到世间来学以致用，那么你自然会名扬天下！

所以要想成为中医界栋梁、国之栋梁，就要记住一句话，即"三年不要碰钱，十年不要碰名"。

为什么大学院校或其他的单位，邀请我去讲课、分享中医时，我说暂时还不能去。因为眼界要看得高远，十年内不要碰名。

好多人说，哎！曾老师我给你红包吧，你看病起码得要酬劳啊。我说不要碰，一点心思都不放在名跟利上，等医技大成的时候，这些都不会缺。

世界上最划算的投资是什么？人生中，你在奋斗的日子不要想名利，等大成以后，想要什么，就有什么！

我们言归正传，回到今天要讲的《药性歌括四百味》，一听书名就倒吸一口凉气，400味药得讲到什么时候？告诉你们，讲课有3种讲法。

像我们每天早上一味草药的讲法叫"蚂蚁爬行"，用1小时讲1味草药，就像蚂蚁在爬行，虽然很慢，但是很充实、很丰富。

我们在石坑村讲周课，如《中医人生》《养生格言》等，那叫"轻舟飞渡"。就像是坐在船上，顺风顺水走得很快，一堂课下来，可能从头到脚的一些保健养生知识就都囊括了。

而我们写的关于《师说》及《药性赋》的高度总结与讲解，还有这部《〈药性歌括四百味〉白话讲记》，其中如"人参味甘，大补元气，止渴生津，调荣养卫"，十六个字，讲完了。这叫"虎啸深山"。

"虎啸深山"，什么意思呢？就是说这句话一讲出来，就可以传唱几百年，就如老虎一吼，百兽都会听命。这就叫虎啸深山式讲法。这种讲法必须建立在无数次的"蚂蚁爬行"与"轻舟飞渡"的基础之上，基础扎实才可以直接"啃"经典。

这3种讲法很重要，我们400味药要用第二种讲法，即"轻舟飞渡"，所以每天会讲好几味药，哈哈，而且这几味药还都是歌赋里的亮点。像蜜蜂一样，只采它需要的花粉。

早上我骑车经过一村的时候，有位阿叔也很早起来，竖起大拇指说："你怎么能起得这么早？"

我笑着说："早睡早起，没病惹你。"

他听了也很高兴，说："我也早睡早起，所以我的身体也很强壮。"早睡是健康的保障，早起锻炼更是健康的保障。

"人参味甘"，甘味药有什么特点呢？甘甜益力生肌肉。

移民新村有一个阿姨得了肌肉无力症，从110斤瘦到了80斤，真是皮包骨头，你们见一次一辈子都难忘。然后问我怎么办？

我说，你就用人参、牛大力、枸杞子、龙眼肉、上好的红糖，这些都是很饱满、充实，能量很足的草药，煮出来味道甜甜的，吃了还想吃。

服用3个月后体重增至100斤，涨了20多斤，掉下去的肉又饱满起来。

我总结出凡体虚力弱之人，要多吃甘味药。如瘦人要服用黄芪、人参，或枸杞子、龙眼肉，以养气阴，使身体饱满，此外还要结合运动并保持良好的心态，所谓"心宽体胖"。

"大补元气"，什么叫元气，即生命的原动力，它不是小补，而是大补。大失血的人话都讲不出来，脸色煞白，这时就用独参汤，可谓药专力宏。

人参直接浓煎，不要放其他任何东西，喝下去，血就会固住，然后手脚会恢复力量，会回暖。所以大失血后要用独参汤，因为它大补元气，能补气固血，补气生血。

"止渴生津"，夏天很多患者会口干、口渴，喝水都不解渴，为什么？当一个人气不够的时候，喝进去的水会直接漏到膀胱，然后尿出来，或者从汗飙出来，身体固不住水分，不能解渴。

就如同一片土地，如果没有绿色植物，一场大雨下来没过几天，地面就又干了，因为缺乏植物固护，存不住水。

夏天我们办班的时候，有一个老爷子口中干渴，晚上喝一壶水也不解渴，问我怎么办？

我说，你去抓人参10克，麦冬5克，五味子5克，拿来煎水。1剂下去后他说，晚上那一壶水放在那里动都不用动，整晚口中都是润的。

可见人的元气足了，气就会蒸上喉咙，喉咙就会湿润；元气不足，气会下陷，喉咙就会干燥。所以生脉饮里面就有人参，可以生津止渴。

同样两个人去走5公里，其中一人口中含几片参片，另一个不含参片。5公里走下来含参片的人气息绵绵，意犹未尽，还想再走。没含参片的人，就觉得腰酸腿软，走不动，不想走，想坐下休息。

可见气足的人耐打、耐熬、耐劳，一个人忍耐力不足，他一定是气不足。就像皮球一样，把皮球的气充得很足，然后拼命地捶打，它反而跳得更厉害。

人气虚后，走路都没力气。皮球气足，你一踢它就滚到天边去了。所以那些能够徒步天下、脚行四方的人，一般都是气比较足的人。

"调营养卫"，即人参能够调和营卫，营是什么？是人的营养，营气、营血用以补充人身体能量。卫是什么呢？是卫气，其中彪悍者可固护肌表，防止邪气打进来。

特别是有一些妇人，她生完孩子以后，会出现一个奇怪的现象——关节痛，而且经常手脚冰凉，总觉得吃东西不消化，心慌气短。我们治过很多这方面的病，俗称妇人月子病。

有人说月子病要月子治，要等下一次怀孕时再调理。啊！这个太不容易了，很多人可能一生都没机会了。其实不是。

产后手脚冰凉、心慌心悸，我们就用桂枝汤加人参。桂枝汤调和营卫，加人参能补气固表。

所以这个组合基本上就是妇人生完孩子后血虚不够濡养，手脚冰凉、心慌心跳，服药后风吹都没事，不容易感冒。还有产后洗衣服、洗碗碰冷水受凉后，也可以用这个方子，服下后很快就没事了。

好！第二味药，快吧，哈哈。第二味药叫黄芪，黄芪性温，温药有什么特点呢？温药能够祛寒祛凉，所以有句话叫"劳者温之"，一个人劳累后，心慌气短，没力气，就可以用黄芪温药。

珍仔围有一个老农，他干完活以后，晚上累得吃不下饭，第二天手脚没力，没办法干活。

我说用黄芪50～80克煮水，喝下后手脚凉冷、没力感立马消失，龙精虎猛得又干起活来。

以后他一直在家里备着一两斤黄芪，凡是干活干得累到不行的时候，就泡点黄芪水喝下去！劳者温之，劳累的人用黄芪水可以温暖。

在运动锻炼之前或要去参加运动会之前，悄

悄地喝上两碗黄芪水再去跑，最后的成绩会超乎你的想象，一不小心就能打破自己以往的记录。这个就是提高身体耐力的办法。

不过靠药物终究不是长久之计，必须靠自身长期勤修苦练，这才是方法。

黄芪可收汗固表，能使汗孔疏松、容易冒汗之人的病情收住；使吹风后易流鼻涕的人变好。

有一个孩子清鼻涕都流到了下巴，而且吹阵风就会感冒，十天半个月就感冒一次，怎么办？

我说用黄芪颗粒，也可以用黄芪口服液，孩子吃下去，抵抗力好了，风吹就不容易感冒了。

黄芪能够提高卫表的保护力，人的肌表外有一层气，这层气越厚抵抗力越强；气越薄，吹阵风就感冒。就如同墙本来是用钢筋水泥建成的，台风都吹不进，现在突然间变成了茅棚，风一吹就穿透进去了。

黄芪可托疮生肌。你们看，有一些人脸上长痤疮，疮点、疮斑总是不消退，这是因为气不够，气够的话早就退下了。

你们看溪边的竹子，竹子破土而出的时候，竹壳上有很多脏垢脏泥，竹子长得越快，脏泥脱得越快，所以气很重要。如果竹子一直长不起来，没气了，那周围的脏泥永远脱不了。竹子长得很快的时候，竹林才会漂亮。

河婆中学有一个学生，他脸上长满痤疮，抠得满脸都是斑点，问我怎么办？

我说好！我给你开一个"透脓散"，什么叫透脓散？肌肤斑上脓点挤掉后，有些斑点退不掉，可以用这个把它透出来，专治气血不足之疮痈斑点不透。用黄芪30克，当归5克，川芎5克，皂角刺5克，还可加穿山甲，但是我现在不用动物药，故用穿破石代替。

10剂药后，脸上的斑退得干干净净，他学校里的同学说也要来找我。所以你们掌握补气血脱透法，就能够治疗青春痘后留的痘印。

下一句是"气虚莫少"，就是说在治疗气虚时，不可缺少黄芪，哪些人容易气虚？

一般劳力的人容易气虚，动脑的人容易血虚，所以多劳力的人，我们常用补中益气汤，动血致虚的人用归脾汤。

有一个老农腰骨痛，胃也痛，检查后发现胃下垂，吃饭都消化不了，用消食药也没有用。

我说他是气不足，气不足不能消化食物，就像家里天然气都没了，怎么煮饭？人如果元气不足，喝杯水下去都消化不了。所以有些人喝水都会胖，这是因为元气不足，元气足，水喝下去就蒸蒸出汗，人也会变得轻松。

我给他用补中益气汤，只吃了 7 剂药，胃下垂感、吃东西不消化的状态就消失了。所以气不够，就不要少了黄芪。

接下来，第三味药，400 味药看我们用多快的速度就把它刷完！

白术甘温，所以吃了冰淇淋，导致肠胃不舒服、大便不成形的，就用炒白术泡水，一吃下去，大便就成形，就暖了。

注意，瘦人用炒白术，胖人用苍术。因为苍术力量更雄烈，还可以减肥，对于水胖的人，苍术一下去，体重就会一两一两地减下来。

有一位妇人来看病，我说你只要减肥减掉一圈，身体上的病都会好。

她说怎么减肥呢？又没时间煲药。我说用苍术泡茶，每次 10 克。1 个月以后减掉七八斤，颈椎好了，腰也好了。

所以有些人他有很多病，基本都是由水湿引起的，你不用去理它，只要把胖人变瘦，把瘦人变胖一点，好多病就都会随之消失。

中医学之所以称为"中医"，不是因为它是中国的医学，全世界的人都在用，它是世界的。中医疗法就是把不正常的、有所偏向的调到中间，以达到身体平衡。

白术可健脾养胃。省里有一个人，感冒后经输液炎症消退，可是胸中积满了痰饮水气，咳痰1 周还咳不干净，问我怎么办？我给他开了四君子汤，党参、炒白术、茯苓、甘草四味药，再加陈皮、麦芽助消化。为什么呢？

白术能够健脾强胃，胸中痰多一定是脾胃吃

伤了，暴饮暴食，或大吃大喝后，怎么老吐痰？胃吃伤了，饮食入胃变不成气血，就会变成痰。

我问他，假如你的工厂出现了次品，你是修次品还是修生产线？他说修生产线。所以见痰不要治痰，要治脾胃。治脾胃是修生产线，化痰是在修次品，修次品修到手软都没有用。

孩子出了问题，要修谁？修他祖宗，哈哈。前人讲话很有智慧，孩子如果偷东西或不学好、教不好。人们不会骂孩子，而是说他没家教。这不是骂他，是鼓励他要加强家庭教育。为什么呢？板印什么样，印出来的板就是怎么样。所以脾胃一强，人体就不会产生痰，都是变成气血。

3剂药后，痰饮消得干干净净。你们以后碰到，凡是感冒后输液，以致痰留在胸肺，咳吐不干净，就用四君子汤，加陈皮、麦芽可以助消化。

舌苔白，舌面带水、清稀，都属于痰，基本上1剂就能痊愈。

白术可止泻除湿，即可以止拉肚子，可以把湿气除掉。有一个孩子拉肚子，一天拉七八次，怎么办?

我说用七味白术散,即人参、茯苓、炒白术、甘草、藿香、木香、葛根。其中主要是白术,号称脾土之药,能够以土克水,水泻的人,就要用土药白术,吃完后拉肚子就会停止。

白术还可兼祛痰痞,能祛胸肋部之痰。

我们以前碰到过一个自称有心脏病的患者,我把脉后发现脉象偏弦,弦主肝胆病,主痰饮,故她身体里有痰饮。

我说你这不是心脏病,是痰饮堵在胸口。她说是啊,总觉得有东西堵在胸部,散不开。我给她用苓桂术甘汤,只有茯苓、桂枝、白术、甘草四味药,再加四逆散疏肝解郁,3剂药下去,胸中的痰化掉了,心不慌了,气不喘了。

胸中有痰,就像石头压在那里,这个时候用白术可以兼祛痰痞。但是俗话说"痰生百病,食生灾","痰"就是饮食过度而来的。我们昨天讲课讲到,要想少痰很简单,少吃荤多吃素,少饱食多半肚,少用盐多吃醋,少吃甜多吃苦。很多人喜欢吃甜的零食，那你就很容易多痰，因为甜食容易生痰湿。

我们再来看第四味药——茯苓。茯苓很厉害，它可以将脸部的油脂输导下去，可以用于治疗脂溢性脱发、面部多油等。

昨天有一个患者满脸都是油，身体也容易出油，像涂了石油一样，怎么办？

因为茯苓味淡，用茯苓50～80克煮水，你觉得好像没味道一样，但是喝下去后，它就能让脏腑经络里的脏东西融化，通过尿道排出体外。这叫作"淡味入腑通筋骨"，淡味的药可以让你筋骨打通。

此外，脂肪肝、脂溢性脱发等，一味茯苓重用下去，脂肪就会很容易被分解掉。

茯苓可渗湿利窍，将湿排出体外。

我们都养过花，花盆底下有个洞，如果把这个洞堵上再浇水，那里面的花就可能会烂根。

现在有些人脱发，你去看，他天天坐着，久坐后大小便不利，水气就会上攻于头，导致脱发。

这时可以用一味茯苓来打粉，每天吃一点，连续服用 1 个月左右，小便会排得更多，水气一走掉，头发就会长出来。一味茯苓饮治脱发，因为它能渗湿利窍，让湿从小便而出。

你看人的身体像不像一个花盆，头上长的头发就像花，下面肛门和尿道就像盆底的洞。

所以说，渗湿利尿靠茯苓。

"白化痰涎，赤通水道"，什么意思？茯苓分为白茯苓与赤茯苓，白茯苓化痰效果好，赤茯苓利尿通小便的效果好。

今天我们就讲到这里，更多精彩在明天。

第 2 课　甘草、当归、白芍、赤芍

甘草甘温，调和诸药，炙则温中，生则泻火。

当归甘温，生血补心，扶虚益损，逐瘀生新。

白芍酸寒，能收能补，泻痢腹痛，虚寒勿与。

赤芍酸寒，能泻能散，破血通经，产后勿犯。

11 月 6 日

晴

湖心亭公园

又到我们清晨学《药性歌括四百味》的时候了。

昨天早晨我们学习了 4 味，所以 400 味药只需要 100 天。其实啊，学得快不如学得深刻。不然学了上千百味药，到最后一味药都用不上。

有一部分人他自诩有很多好朋友，结果呢，一个朋友他都合作不过来。同样 400 味药就是我们 400 个兄弟、朋友，一个都用不上的话，那就白学了。

今天第一味药讲甘草。甘草甘温，其中炙甘草偏温，生甘草微凉。

甘草甘温，首先可以缓急，能够让着急的人，变得柔缓；还能够益气，让体虚的人得到补充。

因其能让体虚得补，急躁得缓，故为中医汤方中用的频率最高的一味药。

我通过观察大自然发现，水流快的地方，鱼总是不多，而水流平缓的江面，多有鱼群聚集。就如同一个人如果急躁，那么他的人缘、事业就不会好。如果他平缓，那么他所从事的东西就会很兴旺。观大自然的江水就可以明白如何做人！

上次有一个咳嗽的患者，咳得很厉害，问我该怎么办？

我说，你普通止咳药也吃了，现在不妨用复方甘草片，由甘草制成的药片，服用小半瓶，咳嗽就好了。所以对于一些顽固性咳嗽，性急焦虑者，不妨试试用复方甘草片，甘能缓解。

甘草还能入脾土。我们看，假如田地里在烧草木灰，火烧得很旺，你想让它小一点怎么办？

加土，猛得加土以后火立马就小了，所以一个人体虚，容易上火口腔溃疡，我们就重用炙甘草、砂仁、黄柏。

封髓丹以泥土来制火，因为口腔溃疡火一上

来，局部就会烂肉，此时可培土以制火。

甘草可调和诸药，凡用纯寒、纯热药，必用甘草缓其力，寒热夹杂亦用之，调和其性无攻击，唯有中满不食甘。

记住哦，中焦脾满，脾胃有湿腻之气，不可食甘。如果非得用甘草，就要配伍使用陈皮、木香等行气药，以化解掉它。

慢性胃炎，吃凉的胃痛，吃热的胃胀，上火，胃不舒服，这叫寒热胃。我用半夏泻心汤（半夏、黄芩、干姜、人参、黄连、大枣、甘草），其中黄连祛胃中火气，干姜暖胃中寒邪，两药相合，寒热并用，再用甘草缓其寒热偏颇，一般患者吃完后胃会很舒服。

有一位胃痛6年的患者，吃冷的不舒服，吃热的也不舒服，我给他开半夏泻心汤，7剂吃完后，胃痛就好了。到现在1年多，见到我就竖大拇指，说这个汤方真管用，吃了后胃很舒服。

炙则温中，炙甘草可以温中。

比如说有些患者长期咳清稀样的痰，所谓"诸病水液，澄澈清冷，皆属于寒"。

我们发现冬天的水很清澈，夏天会浑浊一点，所以热重火大的时候人的体液是浑浊的，流的鼻涕、吐的痰都是黄的。如果热轻火小，或偏凉、偏寒的时候，流的水都是清的，所以会咳吐清稀样痰水，或睡觉流清稀样口水，或流清鼻涕。

告诉大家一招，轻松解决。炙甘草20克，干姜10克，组成甘草干姜汤。寒甚者，干姜可增至20克。此时煮出来的药液会很辣，再配合甘草的甘甜，吃完后人会很有劲，会觉得胃部暖洋洋的，则口角流水、咳清痰、流清鼻涕等都能好。

炙甘草，炙则温中，中焦脾胃一受到温暖，泛清水的感觉就会消失，这叫脾开窍于口也；且土能生金，则鼻流清涕也会好。

甘草生用可泻人体内的火气。如急慢性咽炎、咽喉肿痛等，用生甘草15克，桔梗20克，1剂药下去，咽痛好一大半。痛甚者要加胖大海、罗汉果、威灵仙、射干等咽部引经药，对于单纯性咽炎咽痛效果较好。

生甘草不单泻咽喉部的火，还能泻整条消化道的火。

我最开始治疗上火时，不管是哪种类型的上火，表现为咽痛、目珠红肿，或口角发炎，或胃痛不舒，火热上炎之口臭、口干苦等。只需出现其中的两三个症状，我就用大黄 10 克，生甘草 5 克，即大黄甘草汤，是广谱的消炎方，专门用以消炎，从头到脚的炎症，都可用这两味药，安全可靠且有用。

县里中学有一个小孩子，口角溃烂上火，问我该吃什么药。

我说从药店抓一些大黄和甘草，分成三四次泡服，吃上两三次就好了，剩下的药都不用吃了，所以大黄甘草汤是治疗火热上炎的特效方。

我们学药很容易，老师一讲你们都知道，但学了不在身边的人或自己身上去验证，那学多少都是空费力。做学问要做踏踏实实的学问，要做实学，于是老师作了一首偈子。

学药容易用药难，不下功夫总是闲。

光学不用空费力，学完百味亦徒然。

再看当归。在讲当归前我们要解释一下，为何我们要反复讲药。其实我从《药性赋》到教材，再到草药，再到《药性歌括四百味》，已经讲了好多次药了，可是我还不满足。

一位出色的演员，不怕重来一百遍。同样，一位好的中医普及者，不怕讲一千堂中药课，不怕反复去讲中药，而且每次讲都有新的体会。

你听一两次，或者学一两次，就不想再回去看了，我告诉你，这一定是庸医。上乘的中医人是旧书不厌百回读，熟读深思子自知啊。

当归甘温，甘能补，温能行。也就是说当归补血的时候还能行血。

我们讲能同时补血行血的有两味药，一是当归，二是鸡血藤。鸡血藤既补又行，不过当归偏燥，鸡血藤就没那么燥。

当归甘温，甘能补中，温能加强肠道蠕动。

所以老年人身体没油了，精油减少了，皮肤干涩，大便艰难。一味当归30克煮水，用1次大便就会润通，而且大便通畅过后，血气还会饱满，这是很难得的。

此外，老年人头晕眼花、心慌心悸、虚发苍白、面部干瘪等，此乃津液不足，用一味当归就能够补血润燥。

当归可生血补心，能让心脏的气血满壮起来。最典型的代表方是当归补血汤，其中黄芪重用30～50克，当归10～20克，可使气血互生。凡心脏缺血引起的贫血、头晕眼花、心慌心悸，均可用当归、黄芪。

上次有一个患者，贫血后血细胞升不起来，问我平时该用什么方法保健。

我说生血补血用当归，生气补气用黄芪，用黄芪、当归，再配合常见的枸杞子、大枣这些红色的，以及补中土的黄精，一起煮水，服用半个月后，嘴唇由苍白变红润，脸色也有了亮泽。

当归能扶虚益损，即有益于劳损的人，能够

把虚人扶起来。我们前面讲五劳七伤，劳损的人很多，病因总归离不开食伤、忧伤、饮伤、房室伤、经络伤、营卫气伤，这些伤痛伤的是什么？伤的无非是气血，所以用当归扶虚益损。

有一个妇人，月经 4 个月余没有来，也没有怀孕，嘴唇煞白，手脚冰凉，还经常熬夜。

我说从晚上 9 时开始就进入了一天中的冬天，凌晨 3 时开始就是春天，你们知不知道早上何时起床最合适。

你们可以去看那些商界的精英，或其他好多人的作息时间表，大多都是在早晨 5—6 时，因为凌晨 3 时为立春，4 时是雨水，5 时是惊蛰，惊蛰时起床最好，即 5—6 时。

惊蛰时，我们不用去敲青蛙和蛇的门，它们会自动出来，所以那个时候就是阳气升起的时候，此时你去那些养鸡人的家里就会看到，地上的鸡毛会自动飘起来。

所以如果我们在惊蛰的时候起床，就等于跟大自然同步，坐在了大自然这个火车上。如果不起来呢？那么你肾肝里腐浊的东西就会存积于内，存久了就会腐蚀筋骨。

如果起来了确实很累，可以睡个回笼觉，半小时左右，但是只要你早起了就不一样。

我们昨天讲，早睡早起没病惹你，只要能九点前睡，早上五点左右起床，那真是没病惹你啊。

百灵鸟从早上五六点就开始啼叫练习了，猫头鹰却一直苦战到一两点。这就是学习中猫头鹰型的最后会输给百灵鸟型，且会输得很惨的原因。

我记得金宝刚来的时候说，她要准备每天四点或者三点起来读书、写作。

我说，苟有恒，何必三更灯火五更鸡；最无益，莫过于一日曝之十日寒。意思是如果你真的有恒心，可以每天五点多起来读书就够了，不必非要三四点，做事情要看久，而不是看短暂。

言归正传，妇人问闭经怎么办。四物汤加五苓散再加小柴胡汤。重用当归20克，以补血行血，这个叫小四五汤，调妇人百病效果很好，小柴胡调的是气，四物汤调血，五苓散调水，人体就是气血水三样东西在运作。

四物汤配五苓散，血水并调，血水通调，则月经正常。她只吃了2剂药月经就来了，而且很正常。这是扶虚益损的当归，可使虚人气血饱满，则月经正常，手脚亦会温暖。

当归可以把瘀血赶跑，可以生新血。最典型的就是张锡纯的活络效灵丹，你们学会这个汤方，不愁治不了颈肩腰腿痛。

活络效灵丹，药物组成为当归、丹参、乳香、没药，能补血活血，疏通经络，祛瘀疗伤，专用于肢体从头到脚的瘀血疼痛，只要瘀血疼痛、刺痛，这4味药基本都管用。

我曾经治疗一例脸上有很多暗斑，且有手臂痛的患者。我本来是想用桂枝汤加活络效灵丹，把他的手臂治好，结果7天后他高兴地跑过来，说脸上的暗斑也消掉了。

补血活血后，筋骨痛会减轻，脸上的斑也会变淡，所以消斑莫过于补血活血，这就是逐瘀生新的当归！

如果遇到崩漏等严重出血的患者，我告诉大家一个经验，可以用当归炭，止血的效果特别好。现在很多药店都没有当归炭，需要我们自己把它炒炭。

接下来我们讲白芍，我已经讲过很多很多遍了，但是我觉得还应该继续讲。

就像你讲一堂课，你说是要一千人看一遍，还是要一个人看一千遍呢？真正的经典是不厌百回看的，我们讲课要讲出经典、讲出精彩，所以白芍要反复讲。

白芍酸寒，酸能收、能降。高血压头痛，容易紧张者，用酸寒的白芍效果较好。

凡高血压，颈椎不舒服，头晕脑涨者，白芍30克，葛根50克，1剂药下去，患者就会明显感到颈僵减轻，头晕脑涨感亦下降。因白芍酸寒，酸能收降，寒能清热，所以重用白芍、葛根，可以缓解高血压带来的烦热、僵硬感。

白芍能收能补，既能把血收起来，又能把血

补足，所以我们在遇到虚人崩漏，就用归脾汤加白芍 30 克，1 剂就好，这是经验。

什么叫虚人崩漏？指人平素血虚贫血，面色无华，嘴唇发白，指甲里头血色都不明显，手脚偏凉，月经淋漓不尽。

上次碰到这位患者的时候，她说她平时贫血，现在来了月经又停不了。我说用归脾汤加白芍 30 克，1 剂下去血就止住了，所以虚人崩漏用白芍能收能补。

湿热痢为较常见的泻痢腹痛类型，肠道湿热，或饮食不洁，泻痢后重，用芍药汤。为何用芍药汤？因为它功能酸涩收敛，荡涤污脓。其中芍药、大黄、黄连、木香，既可行气，又能活血，使肠道排通能力增强。

古人讲泻痢无止法，就是说痢疾在治疗时不能只用止法，要开一些通利的药，肠道清理干净后，泻痢自动就止住了。

还有的人腹泻，跟吃什么东西没关系，而是跟性子有关系，只要一焦虑紧张，或吃饭吃快了，吃完饭就想往厕所冲。

我治疗过好几例这种类型的腹泻，效果都不错。有一位老师，她上完课后心急火燎地回到家里，然后又急忙开始炒菜做饭，如果她此时不停下来，而是直接吃饭，那么饭后肯定会上厕所。

我一听知道了，这就是木克土，就是说你的急性子，让你的肠胃蠕动加快，这时应急者缓之，用痛泻要方，即芍药、白术、陈皮、防风4味药。一着急就肚子痛，然后就要跑厕所，排便后才会舒服，这是木克土之腹痛泻痢，要用芍药。

"虚寒勿与"，什么意思？即身体偏凉、舌苔水滑、脉象沉弱者，要少用白芍，或用小剂量，再配一些温药进去，以防止雪上加霜。

我们再来看赤芍，赤芍酸寒，与白芍不同之处是白补赤泻，白收赤散。白芍偏补，且能够让人安静下来；赤芍活血散血，能让血热消掉，偏泻。赤芍酸寒，就是这个道理，酸能让人静，寒能清热。

小孩子血热，甚者发热不退，身体斑疹，用

生地黄、赤芍、牡丹皮，这是凉血三药，可以让"沸血"变凉。

赤芍能把血热泻掉，能把瘀血散除。

如柴胡疏肝散（柴胡、赤芍、枳壳、炙甘草、香附、川芎、陈皮），这个方子很好用，妇人胁部、腋下周围有乳腺增生或瘤结，泻不了，又散不开，包裹得严严实实，就可用柴胡疏肝散。专治肝气郁结，胸胁疼痛，可谓专方专药。

乳腺增生还可以用橘子叶代茶饮，此外柴胡舒肝散中柴胡、赤芍，枳壳、甘草可组成四逆散底方，为什么不用白芍而是用赤芍呢？因为赤芍活血力强，血行瘤自灭，血液流行通畅了，包块就会灭掉，再加陈皮、香附、川芎等行气药，气行血行，气滞血停。

我见过的最严重的乳腺增生，包块像鸡蛋那么大，板结于内，总觉得胸闷，易叹息，乏力。想象一下，如果你胸中压了块石头，你累不累？

用柴胡疏肝散加橘子叶，陈皮重用到 30 克，橘子叶 20 克。3 剂药后，患者说一整天都在排气，连续半个月吃下来，瘤结就小到可忽略不计了。

所以说柴胡疏肝散治疗肝气郁结所致乳腺增生、包块者，能泻能散。

赤芍可以破瘀血，可以让月经通调，痛经甚者可以用少腹逐瘀汤。吃了凉饮，洗了凉水，劳累后，或熬夜过度，血虚血瘀痛得翻来覆去，1剂少腹逐瘀汤下去，痛经就会大为减轻。就是因为里面有赤芍，可以破血通经。

妇人产后要慎用芍药，这是为什么呢？古人讲产后宜温，产前宜凉。产前人容易烦躁烦热，可以吃一点点凉的，但是产后身体气血亏空，人是虚冷的，再吃凉的会使经脉堵塞。那么问题就来了，产后不仅要防风，还要防寒。

我们今天讲了4味药了，有人说，你在这里讲课又没有工资。我说，为工资奋斗的日子已经过去，为出经典课程的年代正在来临。

上次有位阿姨来给我们送菜，她说，你们这样太苦了。我跟她讲，太苦的是你们。哈哈，为什么呢？因为我们在做对生命有意义的事情，做有意义的事情，粗茶淡饭都不苦，做无意义的事情，锦衣玉食都会抑郁，所以究竟是谁苦呢。哈哈哈哈！

好！我们今天就到这里，下次课更精彩！

第 3 课 生地黄、熟地黄、麦冬、天冬

生地微寒，能消温热，骨蒸烦劳，养阴凉血。

熟地微温，滋肾补血，益髓填精，乌须黑发。

麦门甘寒，解渴祛烦，补心清肺，虚热自安。

天门甘寒，肺痿肺痈，消痰止嗽，喘热有功。

11月7日

晴

湖心亭公园

今天的《〈药性歌括四百味〉白话讲记》要开始了。

我早上经过以前上学的地方，回忆起老校长给我们讲的一首《读书论》。这首《读书论》太精彩了，老校长说，家里孩子只要读书成绩不好的、气人的、顽劣的，从小就把《读书论》裱起来放家里，天天给他读，读久了，孩子就会慢慢上路。

当时老校长到我家，家里人就请老校长吃饭，吃完饭过后，老校长就讲《读书论》勉励我们，我立马拿笔抄，让老校长再讲一遍。

老校长竖起大拇指说，他给别人讲《读书论》不下数百次，但是第一次见到反应这么快，还要抄下来的。他第一次讲过后我觉得很有味道，他用地道的客家话讲，全部有押韵。

"读的书多百不忧"，就是说你读书多了，如医书、古籍或做人的《增广贤文》《三字经》《幼学琼林》等，你这一辈子忧虑会越来越少。

"不需耕种自有收"，没有去耕种，但是别人会送给你。

"随时行坐随时用，到处人间到处求！"你看我们到外面菜市场买菜时，阿姨还伸手来要我们搭脉，然后说菜送给你们吧。我们去外面游学时，这儿邀请那儿邀请，还有学校的校长让我们过去，去给一两千的学生讲课。我说让我再练一百堂课再说。

等到元旦，我们可能会出动一次，有一两千的听众，我们要开讲了，所以现在是苦练内功的时候。

"惊天事业书中出"，就是说再大的事业都离不开书，我们的主席在抗战的时候，在马背上的时候，都还拿着书，还在看书。

"举世文章笔下修"，你能写出传世的文章，就是从那支笔开始的。世界上最有价值的东西，不是黄金白玉，而是那支笔。撬动地球的不一定是万有引力，不一定是太阳吸引力，而可能是你那支笔。

那天润雅拿笔记本让我写勉励语，其实这两句是最好的，即"忠孝立身真富贵，文章行世大神仙"。一个人有忠孝是有福报，不断地去磨、去写好文章，是最逍遥快活的。

"日里不怕人借去"，白天时也不怕别人来找你借，所以说有样东西火烧不到，水淋不到，别人借不走，贼也偷不掉，那就是智慧，有人要来借老师医术借不走，他得自己学。

"夜里不怕贼来偷"，晚上盗贼可以偷看得见的东西，但是你身上看不见的东西他偷不走。有一次一位智者家里来了盗贼，把他的东西偷走了，他知道后没有忧伤，反而开心地说："我的智慧没被偷走，幸好这是第一条。"

那第二条呢？幸好我不是小偷。哈哈哈哈！

"风吹雨打无伤害"，你看我们在刮风下雨、打雷闪电时来这里义诊，谁也没有损伤。

"一世风光到白头"，就是说一辈子风风光光，到头发花白了还有人来请你、求你，这是人生价值的体现。

这就是《读书论》，孩子们要记熟，我也曾讲给几个人听过，幸好其中有人已经把它做成了牌匾，又可以传下去了。

今天我们先讲生地黄。"生地微寒，能消温热"，微寒的药物可以清热，所以它能消温热。

有一种温热叫癌症发热，很难治。肺癌咳血，身体发热，患者问我怎么办？我说我给你出一招，因为当时我看书时发现有五鲜饮，而且都要用新鲜的，对温热的治疗效果很好。

第一味是鲜生地黄，生地黄是补水第一药，水足了热就会退，所以癌症的烧热就用鲜生地黄。第二鲜雪梨，第三鲜莲藕，第四鲜百合，第五鲜茅根。鲜者祛热养血的效果更好，能用新鲜的最好，搞不到新鲜的，用干的也无妨。

患者服用了3剂，咳血就消失，温热也退下了。我从中体会到，即使是再高的发热，五鲜饮吃下去，体液一养足，热就能退。家里有冬蜜的也可以兑点进去，起到润六腑，柔五脏的效果。

生地黄可以治骨蒸烦劳。美德村有一位患者，得了子宫肌瘤，又逢更年期，浑身燥热，睡觉时感觉骨头都在燃烧，当地叫骨头烧火。人不断消瘦，一两天还没什么，一两个月下来就卧病在床，起不来了。

我跟另一个医生过去，给她开了青蒿鳖甲汤，青蒿鳖甲知地丹，知母地黄跟丹皮。其中地黄要生用，生地黄、知母、牡丹皮都可凉血，能够解决骨蒸烦劳。青蒿用 30 克，可以将骨头里的热透发出来。

1 剂药下去热就退下来了，3 剂药后就痊愈可以起床了，到现在都没复发过。当时这个案例我们都很得意。所以，药若对证一碗汤，药不对证满船装。

生地黄可以养阴凉血。口干舌燥，大便干结拉不出来，而且面红目赤，这属于阴虚型便秘。阴分少，血液会沸腾，肠道缺乏津液，再使劲也拉不出来。

就像是船陷在河里，拉纤的纤夫排着一百人使劲拉都拉不动，为什么？因为没有水。等潮水涨起，两三人轻轻一拉，船就唰唰地动了起来，这叫增液行舟。要润肠，要补水通便。

又比如家里有很多脏垢，扫都扫不干净，那就搞几桶水，一冲下去通通都干净了。

所以用增液汤，即玄参、麦冬、生地黄三味药，专治热盛伤阴后大便干燥。

发热患者热退后大便不通3天,问我怎么办。

我说凡骨伤或发热后，大便都会变得干硬，因为骨伤或发热都伴随疼痛，痛就是一个消耗水分阴液的过程。且在修复骨头或其他方面损伤时还要吸很多水，向哪里要呢?

向肠子要，肠子不断给你水，导致自身干涸，这时我给他用增液汤，玄参30克，麦冬10克，生地黄20克。1剂药下去，大便通了，热也退了，不必再服。从中可体会到生地黄养阴凉血的作用。

"熟地微温"，即熟地黄性味偏温补，能祛寒，滋肾补血。

告诉大家一个补血汤，不管是骨伤出血、年老虚衰血虚、妇女贫血、孩子先天性失调、湿痒，还是平时操劳过度,暗耗心血等,都可以用它调治。

补血汤只有 9 味药，我们要明白这 9 味药的组合配伍关系，只要懂了其中的原理，以后就算忘了补血汤的药物组成，也能开出好的补血汤方。

人体的血是从哪里来的呢？是骨头造化的，血起源于下焦肾和骨髓，所以补血汤中少不了熟地黄和何首乌，熟地黄可益髓填精，以助骨髓精华生发转化。

血发源于下焦，补充于中焦。血细胞形成后必须到中焦，接受水谷精微的补充，否则就不能饱满，不能补充中焦，所以中焦脏腑力量要够。

至于肝，要用当归、白芍，让肝有力；用黄芪、党参让脾胃有力；用熟地黄、何首乌让肾有力。肾有力造化出来的血到中焦，以营养肝、脾胃，补充木气和土气。

血细胞进一步活跃，活跃的血细胞会走到上焦，通过肺宣发到四肢九窍、五脏六腑中去，即宣发于上焦肺。

那么将心肺中的营养物质宣发出去用什么呢？肉桂可以加强心脏的力量，大枣可以补充肺脾之气，再配上鸡血藤，能够疏通从头到脚的经络管道，让血自由自在地游行到需要的地方，这是宣发于上焦。这9味药就是补血汤。

不管是贫血、缺血、暗耗心血、劳累双脚酸软，还是头晕目眩，补血汤一下去，血气旺起来，病气就会退下去，即血气足百病除，血气虚万邪欺。

所以我们要记住这个口诀，服用汤方后结合锻炼，并随症加减，那么我们就会收到很理想的效果。

上次我治疗一位心肌缺血的患者，脸色发白，可以用惨白来形容，看起来像死人，很可怕。以前他很喜欢出门逛街，现在不敢出去了，怕别人看到，怀疑他得了什么大病、恶病，然后就跑开，远离他。

我给他用补血汤，5剂后，脸色就红润了，再用5剂可以出来干活，再用5剂可以出门逛街了。大家都问气色怎么变好的，他说吃了中药。

所以中药不是像输液一样简单地补血，而是提高脏腑的造血能力。

但是我还要跟大家讲，光补不练是假补。就像我们昨天见到的一位阿姨，她看了很多养生栏目，如养生堂、中华大讲堂、百家讲堂等，还有其他类型的节目她也看。

我问她，你看了后有没有去练。她说没有，只是坐在那里看，光看不练是假养生。所以，节目不需要看很多，看后你要能做，这点很重要。

有一位得了诺贝尔奖的科学家，他发现猫很喜欢跳到房顶晒太阳，并且越是受过伤的猫，它越要爬上高空去晒太阳，伤好得也越快。研究发现，两只相似的猫受同样的伤，一只不晒太阳，一只晒太阳，晒太阳的猫痊愈的速度会快一倍。他由此发明了日光浴，在西方很流行。

当一个人身体有伤，如糖尿病伤、中风偏瘫伤等，经久不愈，家里就一定要有院子，多晒晒太阳，促进愈合。

现在的房子就大不如以前，以前有一个小院子，有天井，年老的人可以晒太阳。有些人会说，我现在没有用院子，但是我可以到外面晒太阳啊。我告诉你，外面没有防风的效果。

当一个人身体虚了以后，就要用天井防风，他需要天井来晒太阳，所以好多人把老房子里的天井封了后，家里人就开始生病。只因想多腾出点空间来放东西，但是他不知道这些空间是留给健康的。所以古人在设计房子时还用到了天人合一思想。

身体不虚的人不知道，虚了第一要防风，第二要采阳。不要总吹风、吹空调、喝凉饮，而要多晒太阳，从而使造血细胞饱满。这个原理在《黄帝内经》中称为阳生阴长。你说是春夏天树木大，还是秋冬天？肯定是春夏天，因为春夏天阳气足，生发之力强。

用熟地黄的时候，大家一定不要忘了加肉桂，体质偏热，容易上火者，加1～2克；体质偏寒凉，不易上火者，加3～5克。熟地黄得肉桂阳气的温煦，使本来只能吸收一半的药力，可以全吸收，也可以加砂仁或陈皮，这2味药也是暖的。上好的熟地黄都是用砂仁、陈皮蒸拌的，吃下去补而不腻，滋而不热。

熟地黄可以让你的胡须变乌黑，让你的毛发有光泽。有患者容易掉头发，焦虑，晚上又经常熬夜，怎么办？我说去买九制熟地黄，平时嚼服，服用 1 个月左右，掉头发停止了，本来焦黄的胡须也变乌黑了。

所以只要是 50 岁之前，想要乌须黑发，就嚼服九制熟地黄，有条件者可配九制黄精，可以当作零食吃，吃了以后须发就会变乌黑。只此一招，就能够乌须黑发。

一个人身体好不好，看哪里？就看头发。如果一个人头发有光泽，就算有大病也好治愈，如果头发没有光泽，暗淡无光，小病都难缠。

有的人感冒后，拖拖拉拉一两个月还不好，最后发展成鼻炎，为什么呢？因为头发没光泽，觉没睡好。

我碰到一位顽固性失眠患者，不管用什么安神药都没有效果。我说嚼服熟地黄、黄精、何首乌，都用九制的，感觉腻了，就加点陈皮，可以化滞。

服用七八天后，睡眠就变好了。他问怎么回事？你这里面没有枣仁、夜交藤，也没有柏子仁、朱砂等安神的药。我说有补肾的药。

肾水足，则心火会自动下来。所以人啊，只要津水足，就不会烦躁。就像你家里没米下锅的时候，脾气就会大，就会烦躁。当你家里很滋润，钱很充足的时候，就算别人跟你计较，你也不会计较。所以当一个人很焦虑烦躁的时候，我们一定要给他补肾。

上次西山村来了一位患者，老年焦虑症、抑郁症，我们给他补肾后他就舒服了。枸杞子、黄芪、杜仲、熟地黄、何首乌一下去，他说都不用吃抗抑郁的药了。这就是"肾水足百病除，肾水虚万邪欺"！

我们再来看麦门冬，麦门冬又叫麦冬。麦冬甘甜，又能清热，解渴除烦，烦渴就要用麦冬。

上车村的兰姨口干舌燥，心烦难眠。我说用麦冬、石斛泡茶，喝完以后症状就消了。几个月都治不好的病，泡了三五次茶竟然就好了。麦冬、石斛各 10 克，能解渴除烦，补心清肺，特别是清肺热之力，尤佳。

《金匮要略》讲："火逆上气，咽喉不利，止逆下气者，麦门冬汤主之。"我们必须要记住麦门冬汤，这个太厉害了！

进食煎炸烧烤，或生气、熬夜后，会导致火

往上逆，上冲于头，叫作火逆上气，这是病机。冲头的结果就表现为咽喉不利，咽喉沙哑，吞咽时会觉得困难有障碍，咽干等，这是病症。

病机有了，病症有了，然后治法是止逆下气，要找一味药止住这些逆反，然后把气润下去，麦门冬汤主之。四句话把病机病症治法方药，通通讲了出来。

这就是中医学，理法方药，井然有序。

我在读到这个汤方的时候高兴极了。因为我当时正好有一位同学发热，体温一直徘徊在39℃，即余温不退，就像火炉一样，你虽然把火灭了，但是它还有余温。

余温也会烫人啊，所以人很不舒服，喝水也不解渴，还伴有火逆上气所致的咳嗽，即热病阴伤，虚火上燎。

我说用麦门冬汤原方，重用麦冬20克，其他药物都是普通剂量，粳米也可用山药代替。2剂药后余温就退了，他晚上终于睡了个安稳觉，第二天体温就正常了，没有再复发，咳嗽也好了。

所以麦冬可以补心清肺，心烦、肺热者，可

以用麦冬来清。

有些人熬夜后虚热，或讲话多了后虚火上炎，用麦冬可以将其压下去。

北山中学有一位老师患有咽炎，他经常熬夜批改作业，还有就是讲话多，这都会消耗阴液，以致虚热，舌红少苔，喝水不解渴。

我说喝水不解渴，喝滋阴的汤药就能解渴，用玄麦甘桔颗粒，或玄麦甘桔汤，玄参10克，麦冬10克，甘草10克，桔梗10克，水煎服，服用3天后，咽喉就通利了，口干渴也消失了，夜间烦躁想起床的感觉也没有了，这都是麦冬"虚热自安"的功劳。

接下来看天冬，我们农场也种植了麦冬和天冬，观音山上和竹林底下都有很多麦冬，像杂草一样，潮汕人每次来都会满载而归，一斤能卖几十块呢。

山上就是生产麦冬的天然场所，所以说我们根本不需要刻意去造百草园，大自然会把它们保护好，大自然就是百草园。

天冬甘寒，较麦冬性味偏寒，肺痿、肺痈都

可以用天冬。

上次有一位患者说，他肺上长了痈疮，还有空洞，怎么办呢？我说用天冬、麦冬熬膏，加蜂蜜，熬出来的叫二冬膏，专门治疗肺部痿弱、虚咳、烦热，甚至咳血。

肺痿、肺痈者吃完以后，肺干燥感就消失了，所以二冬膏很适合秋冬天食用。平素易上火者食之，可以润燥滋枯，像枯木逢到春雨，像燥火得到甘露，像干燥的田地逢到雨水一样，使病灶变得柔软，以达到消痰止嗽的目的。

咳痰者怎么通过痰液来辨身体寒热呢？我们要问他是否容易咳出？咳痰黏稠，很难咳出者，为热；咳痰清稀，容易咳出者，为寒。

我们煮粥时，将粥煮到变黏快糊了的时候，那已经热到极处了，所以黏者为热，稀者为寒。

这是我去拜访陈厚忠老先生时，他教给我的经验。他说，你如果问咳黄痰还是白痰，有些患者讲不清。还不如直接问，咳痰是黏的难咳，还是很清稀容易吐出来。

如果患者说清稀、容易吐出来！好，给他健脾，四君子汤或六君子汤。如果痰黏腻、难咳，治以养阴，用什么？知母贝母款冬花，专治咳嗽一把抓。这就是通俗易懂又实用的药谚，像这类药谚我们得记一千句一万句。

综上可得，患者咳甚，痰黏难咳，甚者痰中带血丝。就用知母、贝母、款冬花、麦冬、天冬，几味药一把抓回去煮水，2剂药下去，咳出来的痰就会变清稀，3剂药下去，咳嗽就会停止。这些药可以助肺排痰，让患者把黏浊的痰垢咳吐出来。

天冬喘热有功，记住不是寒喘是热喘。咳喘，又有口臭者，属于热喘，用天冬治之。

这里还要顺带给大家介绍一下三才汤，专门治疗小孩子发热后气阴两伤，或糖尿病消渴。喝水不解渴，喝三才汤渴就能止住。三才汤又叫天地人汤，天是天冬，人是人参，地是生地黄。这3味药一进去，干渴感就会消失，余温也会消退。

好！今天就讲到这里，更多精彩在明天。

第 4 课　黄连、黄芩、黄柏、栀子

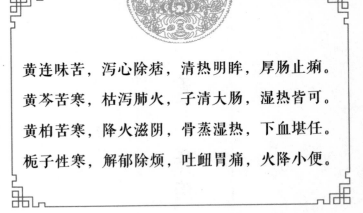

黄连味苦，泻心除痞，清热明眸，厚肠止痢。

黄芩苦寒，枯泻肺火，子清大肠，湿热皆可。

黄柏苦寒，降火滋阴，骨蒸湿热，下血堪任。

栀子性寒，解郁除烦，吐衄胃痛，火降小便。

11月8日

晴

湖心亭公园

我们开始今天的《〈药性歌括400味〉白话讲记》，第一味药讲黄连。

黄连味苦。你们知不知道，以前小孩子刚出生时，会给他喝两种水。一种叫甘草水，可解百毒，另一种叫黄连水，可以降火。黄连苦寒，清火消炎热。黄连水可以防止疮痈火毒往上攻，同时也是告诉孩子，世间最苦的你都吃过了，以后就都不苦了。哈哈。

我以前讲过，教孩子就几句话。

第一句，小小不吃苦，大了吃泥土。就是说你小的时候不吃苦，等长大以后，就只能去做搬运工，吃泥土。

第二句，小小不读书，大了没眼珠。"没眼珠"

就是文盲，小的时候不读书，等长大后斗大的字都不识，真是苦啊。

世界上最苦的不是习劳，不是读书，也不是拼命地干活，那是什么？是觉悟！对，不知觉悟的人，以后要受的苦没完没了。人一觉悟，从现在开始拼命奋斗，那后来就甜了。我们现在拼命奋斗，有人说好苦啊，我说不拼命奋斗，将来会更苦。

第三句，小小不练功，到老一场空。

昨天我让你们去扛草木灰，每个人都软耷耷的，功力还停留在1个月以前，这个月体能没进步。不要以为我们仅仅是靠读书背东西增长智能，不增长体能，智能增长也不牢靠。

为何现在好多大学教授患痴呆的概率比农夫大？我们见过很多大学老师，或一些知识分子，六七十岁就痴呆了。因为他智能跑得太快，体能又跟不上。身体一旦没有足够的气血去供养大脑，则所属大脑的记忆立马就暗淡了。

就如同只有灯，而没有电来供应，那么灯就

会灭,灯是好灯,但是电不够。我们不把身体练好,学再多的东西,父母给的再好,到老了也是一场空。

黄连可清火消炎热的,如疮痈肿毒,不管位于哪里,只要疮痈是爆起来的,像火山一样,就叫疡毒。

疮痈原是火毒生。这种疡毒可以用黄连、黄芩、黄柏、栀子,各抓一小撮来煮水,喝下去就能消退,这叫黄连解毒汤。疮痈初起,不管是口腔溃疡、咽炎,还是胃痛,这4味药下去,解毒最快。

黄连可泻心火,心下的胃火,还有心主血脉,周身上下的火气、五脏六腑之火,它都可以泻。

如小孩子口腔溃疡,黄连、石菖蒲各3~5克,喝药困难的可以用药液漱口,漱口的过程中咽一点、吞一点下去,火一降疮就能平。

逢年过节时胃火牙痛,牙龈肿痛,我们叫鼓牙包,用黄连、大黄各2~3克,代茶饮,服用后痛止肿消。

黄连可清热明眸,可以清掉眼中多余的热气,让眼睛变得透亮。我告诉你们一个自己制造眼药水的妙招,就是单用黄连煎水,可以加少量珍珠粉,没有的不加也行,然后直接滴眼,针对肝火目赤,效果超好。

凡熬夜看手机、电脑,或是电焊工人,用眼过度后眼睛发红、发痛、发胀,用该药液滴眼,两三次就会好。这就是清热明眸,让我们的双眼变得水汪汪的。

黄连还可泻心除痞,"痞"是多睡的意思,就是说一个人湿热重以后,他就会昏昏欲睡,就要用点苦的东西,苦能降浊,将浊排泄干净,人就不会昏昏欲睡。湿邪蒙闭清窍,用苦降之药,就能够降浊升清,使精神清爽。

黄连还可厚肠止痢,肠道里头有一些黏腻滞塞,下痢不爽,里急后重,只要舌尖带红者,就可以用黄连和木香。

有一位患者,他去年就拉肚子,泻痢下重,舌尖红,服用木香、黄连后,立马就好。他今年又这样,再吃却没有效果了。医生一看,患者舌偏白,小便清,这是脾阳虚证,而不是湿热在肠胃,所以给他换理中丸，一吃就好了。

同样是腹泻，同一个人，但是不同的时刻，用药也不一样，所以我们治病要看人。

黄连配枯矾、青黛，治疗中耳炎（耳朵里有脓水），煮水后滴耳朵，可以降火。为什么要用青黛，因为肝胆经循行于耳，青黛可以祛肝胆火。枯矾能收湿，黄连能消炎。

我们平时学习中药，要有不怕苦的精神，苦都是暂时的，学者不怕读书少，不怕学历低，不怕困难大，就怕什么？就怕停止读书，怕中断攀登。

下一味药我们来看黄芩，黄芩苦寒，如果说黄连降的是心火，那么黄芩更重降肺火。

黄芩分为枯芩与子芩。枯芩是长了两三年、里面枯掉了的根茎，质轻又中空，可以入人体空腔肺部，偏泻肺火。子芩是新长出来的根，里面非常坚实，像小伙子一样。子芩质重，它可以直接到达肠内，可清肠中火毒。有句话讲，枯泻肺火，子清大肠。

李时珍有一次生病后，高热、咳嗽，热不退，后来就用一味黄芩煮水，一吃就热退咳止了。本来他以为自己死定了，那么严重，后来只用一味黄芩救过来了，可见一味药用好了，药专力宏不简单！

我们以后要专门去总结一套单味药治百病的经验书，像关云长单刀赴会一样，用一味药去治病，而且一用一个准。这种方子，我们有很多。

以前有一位学生，他在学校考试前夕突然长满痤疮，晚上睡不着觉，口干口苦，吃了寻常的祛火药没有效。我说要不试一下凉膈散。凉膈散里面有大黄、芒硝，好多人会问这不是通大便的药吗？

当一个人火热很鼎盛，降不下来的时候，这时就有一招，叫六经实热，总清阳明。就是说五脏六腑所有经脉都已经鼎盛火热了，这时不用清别处，先把肠道给清通，肠道一通，所有热就会像百川归海一样退下去。

服用1剂凉膈散后，拉了两次肚子，热就退掉了，所以说子清大肠，很管用。黄芩清大肠以后，皮肤上的火气也就都下去了。

黄芩湿热皆可，就是说黄芩既可除湿，又可清热。痔疮出血，湿热在下焦者，可以用乙字汤，屡用屡效。

痔疮急性发作大便出血，怎么办？大黄、黄芩各5～10克，升麻、柴胡各2～3克，再加当归、甘草，以引药入血分解毒。

我们上次碰到一个痔疮患者，出血很严重，像箭一样，我给他用乙字汤加地榆、槐花，地榆、槐花专治痔疮出血。3剂药下去好了。

所以急性痔疮出血，湿热熏蒸肛门者，就用黄芩。

而且黄芩还有一个奇妙之处，就是可以息胆火，如小柴胡汤。胆火重的表现有口苦咽干，目眩甚，所以小柴胡汤中用黄芩息胆火。

好，我们又到下一味黄柏了。有些人说，学药很容易，像我们这样一味一味过得多容易啊。但是我告诉你，你要一辈子坚持学就难了，真正学医考验的不是短暂的热情，考验的是持久的耐力。

发心不难于勇锐，而难于坚久。

这句话很厉害哦，你的初心就是要学好这样东西，三分热不难有，难以有持久的热度。短暂的热情烧不开水，持久的热情才能煮开锅，我们要用持久力。

黄柏也是苦寒药，那么苦寒药有什么特点？要注意，虚冷的人不要轻易吃，以防雪上加霜。一个人如果口吐清水，畏寒畏冷，这些苦寒药，就必须通通远离，或者真的逼不得已要用来消炎，也要搭配温药一起使用。

黄柏苦寒，能消痈疮，尤其擅长消下半身的痈疮。我们还有一个五味湿毒清洗剂，即黄柏、苦参、百部、白鲜皮、蛇床子，5味药各抓一把，煎水后外洗，可以清湿毒。用以除下半身湿毒，包括子宫糜烂、阴道炎，还有下肢湿痒、疮肿等。

有人说，这个为什么能杀虫，它毒素没那么厉害，其实它祛的是湿热，湿热祛，虫痒就会消失。如把木头块放在湿润环境，它很快会被虫啃食、腐烂，而放在干爽的地方，它就能保存很久。

黄柏能降火清热，它没有滋阴效果，但火降阴自动会生。与知母不同，知母可直接滋阴，所以知柏、黄柏常连在一起使用。

以前有一位患者，表现为腰酸腿软、小便黄赤、牙痛，自行服用消炎药后无效。我说你不是炎热实火，而是阴虚火旺，中老年人阴虚火旺牙痛，舌上少苔，舌色鲜红，用知柏地黄丸，服用半盒，牙痛就好了，这是降火滋阴啊。

我们前面讲阴分少的时候，骨头会像蒸汽机一样蒸蒸发热。身体内的阴液少了，津液少了，脏腑就如同车厢，没水后会蒸蒸发热，这叫骨蒸劳热，要用黄柏。

湿热是我们现在特别常见的一种病因，湿热盛会加重痛风。

上次棉湖有一位患者，痛风痛到脚都伸不直，不敢踩地。我说要多走路，他说路都不敢踏，怎么办？我问他小便怎么样？他说，黄的。

黄赤为热，清稀为寒，可以作为用药指标。尿液黄赤，口又干苦，就用四妙散，即苍术、黄柏、薏苡仁、牛膝。

大剂量的四妙散配我们专用治痛风的几味药，如土茯苓、猫须草等。3剂药下去就不痛了，吃了十多剂药，正常走路没问题，检查后发现，尿酸亦回归正常。

土茯苓配薏苡仁、黄柏、猫须草，可以降尿酸指标，前提是要管住嘴，迈开腿，别乱吃东西。

饮食不节会助长湿热之气的滋生，并且想要排出去也比较困难。

黄柏下血堪任，痔疮出血，还有妇科炎症、白带黄浊，或尿黄赤、尿道炎赤痛者，都可以用黄柏。

湿热带下色黄者，可以用益黄汤，其中山药、芡实、白果，可提高脾胃功能，再加车前子利水，黄柏清热，水热下行，黄浊随之而下。服用后立马可以很轻松地把这些黄带、黄浊给清理掉。

针对局部疮痈肿毒，也有一个小妙招。一味黄柏，把黄柏打成粉末加鸡蛋清调和，然后敷于疮痈上。不管是水火烫伤还是疮痈肿毒，只要是局部红肿热痛，就可以用这个方法。

我们的小妙招非常多，但是很多人刚学到几个这个小妙招就想停止。我告诉大家，靠偏方秘方闯天下的年代已经过去了。一个人有点小成就的时候，更要有大胸怀；有了大成就的时候要注意细节。哈哈，当你有一番大成就的时候，告诉你，不矜细行，终累大德。就像火车开得越快，越要谨慎，不然出意外就摔得越厉害。

接着讲下一味药——栀子。栀子就太厉害、太不简单了，关于栀子偏方有很多。

栀子性寒，所以口中流清水的人，或老年人阳火不足，都不能轻易用，偶尔上火后可以用。栀子可解郁除烦，郁闷、烦躁，或翻来覆去睡不着者，可用之。

珍仔围就有这样一个老爷子，我只给他开了2味药，栀子10克，淡豆豉20克。他说你给别人都用20味药，最少也有七八味药，为什么只给我用2味药？

我说你的病轻啊，哈哈哈。他听了也很高兴，可是病却不轻，病得时间那么久。

失眠的人，可以每天到公园赤脚走路，或做其他运动，通过出汗把热透出来，再加用栀子豉汤，专治心胸懊恼、郁闷、烦躁，总觉得有团火在胸中燃烧。

其中栀子就像是一颗心脏，开出来的花可以直接入心，清心火。淡豆豉可令心肾相交，豆豉，下达腰肾，当天晚上吃，当天晚上就能睡好觉。

烦躁睡不着觉，就可以将10克栀子，20克淡豆豉，放在锅里煮沸，关火后闷20分钟左右，晚上喝上一碗，很快就能入睡。苦能降火，火降则心肾相交，然后他就想睡觉了。这就是解郁除烦的栀子豉汤，连张仲景都很推崇。

感冒发热以后，邪热留在胸中，扰得人烦躁，难以入睡，坐卧不安，这种苦讲都讲不出来，就可以用栀子跟淡豆豉相配。

栀子可治吐衄胃痛。吐血、衄血、流鼻血、牙齿出血，都可以用单味栀子。

有一个孩子流鼻血，出血如箭，用纸塞都塞

不住，打开后又流，血色鲜红。注意，如果血色不是鲜红的，还应该补气，气能摄血。虚人流鼻血重用黄芪、仙鹤草、大枣，可是这个孩子活蹦乱跳，又多动，乃血热妄行，栀子20克煮水，1剂药后血就止住了。所以说栀子凉心肾，鼻衄用之最宜，是治疗鼻出血的专药。

胃痛有很多种，有一种叫作火热胃，胃部热痛，只要吃一点煎炸烧烤或偏硬的东西，胃就痛得厉害，可以用栀子降胃火。

"火降小便"，意思是说火降下来后，小便就会变得清澈，所以服用苦寒药，应该什么时候停止，就要看小便的颜色，若小便清澈就可以停药了，然后就靠食疗。

有一位患者，小便黄，脸也黄，手也黄，周身黄浊，此乃三焦火热。我们要找一味能够从上焦清到中焦，再清到下焦的药，从上往下清火热的药就是栀子。

所以我们给他用茵栀黄（茵陈、栀子、大黄），这3味药是治疗湿热黄疸的特效药，也可以治疗肝部炎症发热。煮水服用后，尿液清澈，尿道涩痛感消失，所以茵栀黄对尿道炎、膀胱炎效果也非常好。

体力劳动者干活很热，又忘了喝水，会比较容易上火，尿道炎、小便涩痛等，就可以用栀子、茵陈、大黄。

栀子最厉害之处还不是治流鼻血，治流鼻血依靠的是栀子降气的功能，气降血就会往下降。所以善治血者，不治血而治气，气降则血自止。

农村里的孩子在奔跑跳跃玩耍时难免会崴着脚，脚踝肿得像萝卜一样，痛得哇哇乱叫。那么肿什么时候才能好？结果去山里采了些新鲜栀子，捣烂或炒热后外敷，两三天就好了。脚崴伤，一味栀子效果佳，这才是栀子最厉害之处。

以前我们祖辈或父母辈学医，你看他们，哪有我们现在这么好的条件，有这么多书可以读。有个学者问我说，为什么现在我们学医这么难有成就？我说，现在学不好医不是没条件，而是条件太好。他说，条件怎么好？我说，我们上网一搜，就可以把天下的好书都买到囊中来。

这个时代无师自通的人很多，他可以有成就，你们也可以。不一定非要到老师身边来学，还可以通过其他方法，比如读书，但是无书自通的人啊，找不到。

如果没有圣贤的教诲，没有经典书籍参阅，那么就很难！所以真正的名医，他多半的经历都是从书中、从古圣先贤的智慧里获取的。

所以说，学不好医不是没条件，而是条件太好，是你不懂得珍惜，以致学不好。

就拿单味栀子来说，我们就可以学到治疗脚崴伤、流鼻血，还可以治疗失眠，或尿道炎、膀胱炎、热火胃痛，还可以治疗一切火毒疮痈等。火毒疮痈还是老方法，将栀子打成粉，放在密封罐里，一旦有疮痈肿毒就拿出来，加鸡蛋清调和，敷上去就行了，所以它堪称见肿消！

疮肿，局部红热者，用栀子粉加鸡蛋清，也可以加蜂蜜，蜂虫蜇咬伤敷之也会很快消肿。

你看这些招法够不够多？你只要肯读书，招

法多得你都搬不完，像草那样多。我们中医学里的宝，就像草那样多。哈哈！

好！今天我们就分享到这里，更多精彩在明天。

第 5 课 连翘、石膏、滑石、贝母

连翘苦寒，能消痈毒，气聚血凝，温热堪逐。

石膏大寒，能泻胃火，发渴头疼，解肌立妥。

滑石沉寒，滑能利窍，解渴除烦，湿热可疗。

贝母微寒，止嗽化痰，肺痈肺痿，开郁除烦。

11月9日

晴

湖心亭公园

今天的《〈药性歌括四百味〉白话讲记》又开始了。

昨天有学生问："老师，我能把您的藏书复印一大批回去吗？"我说："任你们复印，就怕你们没那么大力气搬走。"

为什么呢？因为当初我在中医学院还有全国各地参访的时候，收集了一大堆书，那可不是一般得多，我以前只是把这些书存到书房里，后来发现不如建一个图书馆。因为当时千辛万苦淘到了几本书，很开心，如果只能为自己所用，不如改成图书馆，供更多的人参阅。

格局大了，全国各地的好书、古籍、古本也如雪花般飘了过来，只要我们在网上征书，几天

111

第5课 连翘、石膏、滑石、贝母

后就会收书收到手酸。然后我就在镇上建立了一个公益图书馆，这是一件很重要的事，因为一个人可以无师自通，但不能无书自通。

我们今天先讲连翘。连翘苦寒，能消痈毒，有疮家圣药之称。毒热炽盛型痈疮，单用一味连翘，效果较佳。如痤疮较重，红肿热痛，用连翘30克左右，水煎服，就可以将其消平。

连翘不仅对痤疮有效，还对气聚血凝，气血凝聚者，如咽部痈疮、乳房结节、胃部息肉、子宫肌瘤、卵巢囊肿、肌肉周围脂肪瘤等有效。单味连翘就能够散除这些凝聚的气血。

谈到"圣药"，我们要好好回忆一下，对所有的"圣药""要药""妙药"，都应该要留心，因为这都是中药里的宝！同做人一样，交人要交奇人志士，用药呢，要懂得用圣药、要药。

我们要充分合理地使用这些圣药，如痈肿要药，就是说不管哪个地方起痈肿都可以用，那就是金银花；肠痈（阑尾炎）要药，可以将肠道中的脏垢排出去，有2味，分别是败酱草和红藤。

败酱草降浊，红藤通经络。

呕家圣药——生姜；

伤家圣药——三七；

风家圣药——防风（风药润剂）、天麻（平肝息风）；

妇人血家圣药——当归（所谓十方九归，就是十个方子中，有九个方子都会用到当归）；

食积圣药——鸡屎藤；

颈痛要药——葛根；

鼻塞头痛要药——辛夷花；

咽肿要药——山豆根，味极苦；

梅毒要药——土茯苓，也是治痛风的神品；

肺痈要药——鱼腥草；

风湿痹痛要药——威灵仙；

小便赤痛、淋漓之要药——海金沙；

妇人调经要药——香附；

大补元气要药——人参；

肾虚腰酸要药——杜仲；

还有我们刚才讲的疮家圣药——连翘……实

在是太多神奇之品了！

以后我们会出一本小册子，名为《单枪匹马》，专门介绍"要药"治病的精彩案例。我们在读古书的时候，就要把有这种特性的药选出来，然后验之于临床，如果有效就收录于书中。

连翘可治十二经气聚血凝，十二经络气滞血凝都可以用连翘来透散。

有一个村庄，长寿老人很多，他们有个习惯，就是平时会采摘连翘叶，晒干后泡茶饮，口感也很不错，所以在他们村子基本上找不到疮痈肿毒的患者。

所以易发疮痈肿毒者，可以用连翘来泡茶，以同十二经气血。痈肿是什么？就是气血郁积不通，堵塞于经脉血络，发为痈肿，用连翘可以透散。

我们前面讲脚崴伤可以用栀子、大黄、连翘、乳香、没药，运动员在训练或比赛时，难免会出现扭伤，将上述药物研磨，拌酒调敷于患处，基本上可以达到当天敷当天见效、明天就好的效果。

这就是有名的崴伤散，有人说，这几味药太

难找了。我告诉你，不必全买，只要找到其中的 3 味药就行，用起来效果也很好。

"温热堪逐"，即连翘可以把温热病驱逐出体外。

有一个温热病患者，咽痛，口气热，浑身肌酸、难受。张锡纯一看，就用一味连翘，重用 30～50 克，结果一吃下去，出了一身汗醒来就好了。

连翘同时具备发表及清热之效，对于局部痈肿或温热病，都非常有用。

石膏大寒，其实它不至于像我们想象中那么可怕，制作豆腐时就会用到石膏，能够清胃热。

我在读大学时，有一个室友得了肺炎链球菌肺炎，咳吐浓浊，还带血。我们当时已经学了经方经典，我说一起合参一下开一个方子吧？

用麻杏石甘汤加千金苇茎汤。千金苇茎汤由孙思邈所制，千金不卖，由桃仁、薏苡仁、冬瓜仁、芦根组成，能排脓痰。孙思邈讲："此方排脓痰脓浊，神验。"麻杏石甘汤专治外有风寒束闭，内有痰热留胸。

利用石膏大清痰浊、痰热，1剂药下去，第二天痰就只剩下了一半，第三天就全好了。肺炎链球菌肺炎听起来好像很可怕，其实只要把脓浊去掉，人就没事了。

石膏能够泻胃火，胃火严重时有3种表现，哪三种？第一，口臭；第二，牙龈肿痛，牙龈属胃经所过之处；第三，肌肉可能会发热，因为阳明主肌肉。

庵背村有一位老人牙痛，他说，身体发热，晚上不盖被子。发热符合第一条胃火症状；又牙肿痛，符合第二条；还有口气重、口臭，符合第三条。属于浊阴不降，热火上攻，用清胃散。

清胃散用升麻连，当归生地牡丹全，或加石膏清胃热，专治牙痛与牙宣肿痛。

石膏可以总清阳明胃热。我们前面讲过，六经实热总清阳明，当六经中有一个很偏盛的时候，就要清阳明，阳明又分为阳明经和阳明腑。

阳明经热用石膏，阳明腑热用大黄。牙火是阳明经热，所以用石膏，1剂药后牙痛就好了。

牙齿肿痛，牙龈鼓得像气球一样，针一刺就瘪下去了，所以他说，这是他有生以来用过得最有效的牙痛药。

胃火牙痛就用清胃散，把胃火清掉，牙痛就会消除。

发渴头痛，前额痛，又引发偏头痛，口中干渴，既有热又有经脉不通，用芎芷石膏汤。

其中川芎、白芷，上头以除痛，石膏泻火。有些人头痛后，捶桌子骂人，就可以用芎芷石膏汤。石膏能够平息怒火，川芎、白芷能上达头面，祛风止痛，风药能止痛。

石膏能解除肌表邪气，热病后余热未清，用石膏是非常妥当的。如有一些患者，感冒发热后，身体无力，还有余热残留，就用竹叶石膏汤，效果非常好。竹叶、石膏，配合人参、麦冬、甘草、半夏、粳米，其中粳米既能养胃又能养阴。

滑石沉寒，它往下沉，滑能利窍，能够将窍中浊阴利出体外，治疗结石效果较好，美其名曰能把石头向下滑走。

中药药性分浮沉，人生也是，心浮气躁的人，必不能得到人生的精髓。

星云大师刚去庙宇的时候从杂物做起，每天天蒙蒙亮就拉着大板车到市场去采购，上坡上到一半，太累了，如果放手就会回到原地，不放人又撑不住。这时只能咬紧牙关死命往上拉，等上到坡上放下来就开始干呕。

庙宇的人看到星云大师自己拉回了大板车，都说星云有力量，于是这件事情就交给了星云来干，他也默默地承受了下来。后来他发现，通过这样天天拉车，他的肺活量变得很大，在读《心经》《大悲咒》的时候，都是一口气下来，不需要换气。

星云大师在 80 岁的时候测肺活量还是比年轻人大，可见人吃苦就是吃补。

脑子要勤用，身体要勤动，而且要挑大梁，所以法师他感慨很深，说人要意念深沉，言辞安定，不要受别人的干扰影响，艰大独当，声色不动。艰难困苦虽然很大，但你要能够承担，还要不动声色，不要受点小委屈就到处说，这是没出息的表现。

马云讲过，男人的胸怀是撑大的，受不了委屈的人成不了事，所以说"担当"是一个人成长的开始，没有担当的人，忍受不了误解和委屈的人，他的命运就会非常狭小，非常有限。

所以当别人都这样讲法师的时候，法师一如既往地去干活，结果把身体练得棒棒的，这个是最好的收获。

滑石能利窍，治疗结石，解渴除烦。夏天用滑石的人很多，因为夏天暑热，人会感到口干渴，心烦躁，口渴心烦，小便黄赤，这时就用六一散。什么叫六一散？就是滑石与甘草6:1，专治疗心烦气热，小便赤。

我在大学期间放假回家碰到一个老人，尿赤尿痛，又有结石。夏天的时候，暑热难耐，赤膊在树下乘凉还嫌热。

我说给你开六一散，滑石用到30克，药下去，热退了，心烦也解决了，更奇怪的是还排出了一粒粒的小结石。

所以治疗热病烦渴，小便赤，尿道结石，就可以用滑石。滑石滑能利窍，让你的孔窍像是涂了润滑油一样，石头一下子就滚下来了。

滑石清洁之力不大，为什么可以除暑热烦渴？因为滑石可以增大小便量，这叫阳随阴降。

阴性的物质，如体液、小便等，如果能顺利不断地排出去，人就不会心烦。你看所有心烦上火的人，大多都有小便排不干净，大便堵的特点，体内拥堵不通，火就往上走。

打铁匠打铁时，要给打得红热的铁迅速降温，用什么办法？放到长流水，普通的水去热速度没那么快，放长流水的时候，水一去热就退了。

人也一样，小便一通，火就下，这叫阳火随着阴水下降，这就是六一散治疗暑热的机制。

湿热赤盛，夏天天气湿热，皮肤长痱子，或足趾糜烂、瘙痒、出水，就用单味滑石，研成粉敷在上面，就能让患处干爽。

如果想要效果好，还可以配黄柏、青黛、枯矾，一同打成粉，既能敛疮，又能生肌。

"贝母微寒"，即贝母性味偏寒凉，能止嗽化痰，秋冬天咳嗽、干咳，一般都用贝母，尤其是川贝母，有滋润之力。

我们见过很多小孩子，到秋天后就开始咳嗽，痰中还带有血丝，咳嗽声音很大，甚者呈撕裂音，像烂钟一样。我说用雪梨配贝母粉隔水炖煮，炖好后兑点蜂蜜，吃一次就不咳了。

目前市场上有多种川贝雪梨羹或川贝雪梨汤，用治肺热咳嗽、干咳、燥咳，效果很好。梨性滋润，蜂蜜也可润，贝母能止嗽化痰。

"肺痈肺痿，开郁除烦"，痈疮肿毒聚集于肺的，可以用贝母。你们知不知道周身疮痈肿毒，开首第一方是什么？是仙方活命饮。传说它是神仙流传下来的方子，形容它的效果很神验。只要身体爆疮，开首就用这个方子，然后疮就能消得七七八八。肺痈、肠痈，或肌肤的痈疮肿毒，都可以用。

因肺主皮毛，仙方活命饮里有贝母，要想消痈，一般用浙贝母，普通润肺时要用川贝母。

有一位老师，最近总觉得郁闷烦躁，咽喉还有一些瘰结，摸起来硬硬的，这叫肝气郁结于咽喉，问我怎么办？

我说用四逆散加消瘰丸。消瘰丸由玄参、贝母、牡蛎组成，专治咽喉部顽固性瘰结硬块，1剂药后他就觉得咽喉通开了，3剂药吃完，吞咽时的梗阻感就全部消失了。

贝母治疗咽部瘰结效果非常好，但是我又跟他讲，我说凡是咽部长瘰结的，大都是格局气量不够，越小气的人，咽炎越难治。

治病要分男女，男人气量小容易得肝硬化、脂肪肝，女人气量小容易患乳腺增生、咽炎等！

气量以宽大为良药，当时我的老师有一个很形象的比喻，他说什么叫作病？比如大便在厕所里没有冲，会很臭，但在天地之间臭味立马就被稀释了，所以量大了臭味就淡，量小的时候臭味就浓。人体也是，气量大病就变小，气量小的人就算是小毛病也会很难治。

4味药讲完了，这么快，哈哈哈哈哈。

今天时间还早，再给你们分享几首老师作的诗。这些诗写得很妙，我来王婆卖瓜自吹自擂一下，因为我只用了一个晚上就写出来了，严格来说是用了不到 1 小时，写了 12 首。

这 12 首诗内容涉及修身养性、做学问、做事业，还有人生经营及人生规划等，谁听了都会受益。

我仿照古德憨山大师《费闲歌》写了这首《白费歌》，因为我看很多学生在学习时走了弯路，没有走到光明正道上面去。费了很大的劲，但是效率非常低，收获就会少，大了就很难有出息。碰到效率低，我们要怎么反思？我这里面通通都有讲到。

养　心
养生容易养心难，杂念纷飞总是闲。

名闻利养常挂碍，锦衣玉食也徒然。

意思是养生很容易，但是养心很难。如果一个人杂念纷飞，就算天天在健身房锻炼，身体也还是差。如果被名利牵绊，学东西时就很难灵光闪现。

我们讲过，灯泡被油烟糊住后，光芒就会少，所以同样的灯泡，厨房的灯就会暗得快。

人的心如果被财迷住了叫什么？叫财迷心窍，还没读足够多的书，还没学到真学问，就拼命想去赚钱，那么你的智就会被财迷失。你生活得再好也是徒然，所以方向性很重要，先要明心见性。

守　口

用药容易守口难，乱说乱吃总是闲。

守口不严空费力，纵有良药也徒然。

乱说耗元气，乱吃呢？伤胃气。吃药不戒口，忙坏大夫手。上次有一位咽炎患者，他喜欢吃油炸花生米。

我给他用四逆散、消瘰丸，一吃就好了，但是半个月后又来了，吃药好了后，半个月又复发。他说总是好个十来天，就复发。

我说你平时吃什么？他说，油炸花生米。我说如果你不戒掉，那么你一辈子都会反反复复发作，因为烧烤能够燥火。

所以说不是医生不行，是有些患者守口不严，守口很重要。

信　师

学医容易信师难，不信明师总是闲。

自以为是空费力，胡搞瞎搞也徒然。

意思是说学医要真正信师长，信师长并不是说师长有多厉害，而是你很厉害，有些老师很平常，但是弟子对他信服得五体投地，这样的弟子是真有出息。

我们拿出手机，打开网络，关于医学的知识就都能学到，但若是不信明师，那一切都是空。因为你有很多习气，自己往往不注意，但旁人看得一目了然，别人给你指出你却听不进去，就不改正。自以为是，实际是空费力，花了很多努力都没用。一个人闭门造车，胡搞瞎搞，最后徒然，别人已经飞上天了，你还在树上摇来摇去。

我跟老师学医的时候，什么是最好的弟子？指东你就不要往西，叫你打狗就不要骂鸡。哈哈哈哈。

刚开始你可能觉得这样没有自己的主见，我告诉你，士兵在没做到将帅之前，都是没有自己主见的，必须要严格执行任务，然后练就钢铁般的意志，练就强健的身体，最后等有机会做将帅的时候，他做出的决定就很好。

所以什么是好弟子？如大德师父要考验弟子，就故意讲一些不合理的话去误解他，弟子甘之如饴，这都是法器。你碰到一些合理的误解，你不放在心上，不当回事，这就是信师。

去　染

污染容易清洗难，不洁污染总是闲。

吃喝玩乐空费力，纵遇明医也徒然。

去染，就是去掉污染。一个人染上烟酒很容易，染上手机电子游戏很容易，染上网络小说很容易，等等，但是染上后再想戒掉就很难。如果污染去不掉，那做什么事就是白费力。

一位名医带两个弟子，一个弟子吃喝玩乐，另一个专心读书，结果一个已经成为人中龙凤，一个却是人中鸡。

所以不是名医不行，而是弟子去染的功夫不够。昨天我看到了经村民落过松枝的松树，短短一年时间，拔节了很多，树干增粗了一倍。如果松树只跟脚下的杂草较劲，那么它永远都长不大，所以不与草较劲，要与天比高。

我说上乘的名医并不是要教你很多知识，而是把你周围的杂念砍掉，让你整颗心铆足了劲儿往上长，这就是上师引导你往上长的。

这就是胸怀，这样的话，你就不会染上不良习气，所以我说要慎交友。什么叫慎交友？不要一来就一大堆学生朋友聚在一起讲闲话，这样你就很容易被习气污染，清净心一退失，写文章或干活就都后劲不足。

我们有一句话，叫干活需用十分力，闲谈不过三秒钟。现在很严了，不是三分钟是三秒钟。哈哈！

发　心

听课容易发心难，不发大心总是闲。

自私自利空费力，聪明绝顶也徒然。

你们来这里听课都很容易，早上骑自行车过来就能听。如果不把心发大一点，没有要让更多人得到这些知识的志气，那你听再多课都是无用的。

好多绝顶聪明的人，就毁在了自私自利上，聪明的人自私这叫小聪明；愚昧的人无私，这叫大智慧。所以，利他是世间第一等的智慧和学问。

学学问不用于利他，就像是香蕉沤在了地里，好好的香蕉都腐烂掉了，吃不了，太可惜了。同样听课很容易，但发心很难。

前段日子有位黄老师过来，邀请我们去讲课，行程都安排好了。然后我说，我近3年内不轻易走动，因为我们要完成千讲计划。3年要讲一千堂课，其实发心就像朝露，什么是朝露？朝露就是早晨的露水，太阳一出来很容易被晒干，所以必须反复地发心。

当时我就发了一个心，我有几十本著作，刚开始黄老师要把我们的书拿过去出版，有一千多美金的稿酬。现在我说我不要稿酬，这几十本你们都可以拿过去出版，帮助当地的中医事业。这就是发心。

一个人不断地发心过后，他的良缘、善缘就会越来越多。一个帮不了人的人，他不可能有真正的成就，这叫发心要利他。

实　用

学药容易用药难，不下功夫总是闲。

光学不用空费力，学完百味亦徒然。

你如果不把《药性歌括四百味》从头到尾背

得滚瓜烂熟，背进骨子里，不下苦功夫，那你听过后就像耳边风。光学了又不去使用，就像是把买回来的米放在家里不吃一样，都是空费力。

学学问，长知识，就要切实地使用。像栀子崴伤散，当你听到这个知识点后，碰到崴伤的患者，就立马给他用，用上后第二天好了。这就是学以致用，那么这个方子就会成为你的临床试效方。

你们可以准备一个笔记本，叫《临证试效方》。碰到孩子感冒了不舒服了，找点荆芥、苏叶，服用后出阵汗就舒服了。风寒感冒用荆芥、苏叶，这就是你的肘后方，也是临证试效方。

会积累的人，天天都有积累不完的经验与案例，不需要到处向外找。一个人只要有了向外寻找的心，那么他就是对自己不够自信，对自己不够好。真对自己好的，要开发自己的潜能。

时间差不多了，今天先学前6首，后面几首留到明天再讲，讲太多怕你们消化不了，更多精彩在明天。

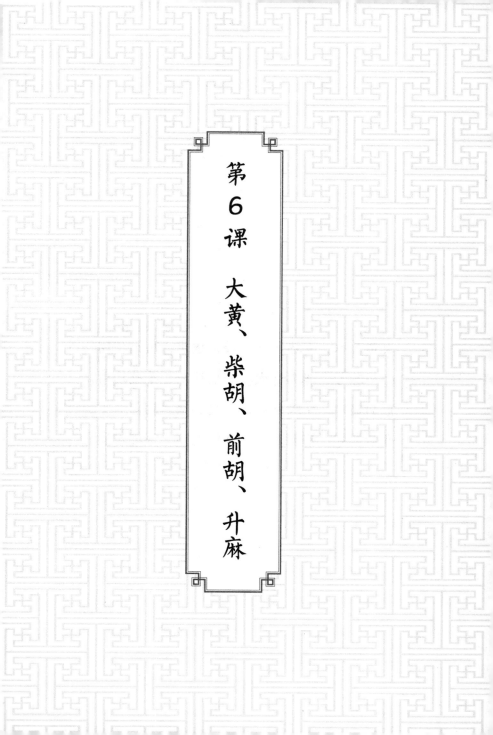

第 6 课　大黄、柴胡、前胡、升麻

大黄苦寒，实热积聚，蠲痰逐水，疏通便闭。

柴胡味苦，能泻肝火，寒热往来，疟疾均可。

前胡微寒，宁嗽化痰，寒热头痛，痞闷能安。

升麻性寒，清胃解毒，升提下陷，牙痛可逐。

11 日 10 日

晴天

湖心亭公园

准备好没有？我们又要开始学习了！

立冬已过，傍晚六点天就灰蒙蒙的，但就算是天黑了我们也一样讲课，因为我们的心是光明的。

好多人问我，为什么中医大夫的成才率这么低？是什么信念支撑着中医人坚持到最后，成为优秀的中医大夫？你们认为呢？

使命感，这一点是毋庸置疑的。常人的动力是名利，而非同凡响之人的动力必是愿力。他知道来到这个世上，有些东西他必须去做。最大的中国梦是什么？是帮助大量世人去实现他们的梦想，这是最大的中国梦。

如果你来学医，首先想的是这个可以赚多少钱，那你就已经把中医学给卖了。

我们今天先来看大黄。大黄在《神农本草经》中是获赞誉非常高的一味药，它能荡涤肠胃，推陈出新，调中化食，安和五脏。

大黄苦寒，苦能降火，寒能清热，火热上炎的各种疾患，都可以用大黄。严重的咽炎，用桔梗、甘草搞不定的，就可以酌情添加大黄进去。急性咽痛，应该釜底抽薪，导赤热下行，大黄泡水服用，咽喉就好了。

前段日子我治疗了一个女孩子，眼睛红赤，伴有口臭、口苦，还有大便不通。我说用蒲公英、大黄泡水。如果没有大便不通，可单用蒲公英30～50克，煮水服下就会好。加大黄后，目赤痛就消掉了，所以大黄配蒲公英可苦寒清肝火。

大黄味苦，能清火消炎热，如水火烫伤，可用大黄粉加蜂蜜，调敷于患处（烫伤处），预后非常好，不留瘢痕。

此外，实热积聚堵塞于脏腑经络，痰水排不出来者，也可以用大黄。

西北养骆驼的地方，气候偏干燥，有人就发现，如果骆驼一段时间不喝大黄水，健康系数就会下降；吃了大黄，肠通腑畅，则周身轻安。所以肠通一身劲，肠道通了，浑身上下都是劲，用不完的劲。

牧驼人发现了这一现象，就是吃了大黄水的骆驼，普遍比没吃大黄的骆驼多活好多年，后来牧人也服用大黄水，果然延年益寿。对于气候干燥，又多食肉食的地方来说，居民容易有痰水积聚，使经络堵塞，大黄可推陈出新。

大黄能荡涤五脏六腑，使浊阴出下焦。

前面跟大家讲过上海有家制药厂，老板要广征名药做一个大补丸，好多人都奉献出最好的补药，只有一个人拿来一味大黄，这就是三友补丸的来由。

有人觉得这个思路很独特，就问他为什么。他说，人啊胱肠通畅百病去，不补之中有真补。膀胱和大肠如果很通畅的话，身体上的病就能排走，虽然没用补药，但有补药的效果。

六腑以通为补，大黄就专通六腑。这个药丸

一做出来，就开始大卖。大家吃了后，饮食积聚被排掉了，感觉浑身轻松。

古代有一位攻下派的代表人物——张从正，最善用大黄，他讲过一句话："陈莝去而肠胃洁，癥瘕尽而营卫昌。"好像没去补，但他却是真正善补之人！这是以泻药之体做补药之用。

大黄能够疏通便闭，大黄用量3～5克，有健胃的作用；8～10克，有泻下之力，后下泻下之力较强。大黄泡水则清热解毒的效果比较好。

过食煎炸烧烤，或熬夜及生气后，导致火热上炎，取三五片大黄来泡水，一块钱都不到。喝完火气就下去了，所以大黄是无名气火的终结者。

我的老师曾考我们说，你们想想，哪味药可以最有效有力地将胆道中的沙石滑利出来。

当时大家想到了金钱草、茵陈、穿破石，还有栀子、香附、木香、郁金等。老师听后都摇了摇头，最后公布说是大黄。

胆管也属于六腑之一，大黄能让六腑通畅无阻。但不是所有堵塞都用大黄，记住只有湿热积聚才可以用。

海南有一个患者大便十来天不下，用泻下药只能攻出一些水来，大便还是积在肠中，肚子胀得像皮球一样，卧病在床，已经水谷不入将死，怎么办呢？

只能死马当活马医了！大黄配上30～50克的附子，即大黄附子汤。

附子温煦，可以扩张肠管；大黄通便，促进大肠收缩，这样一张一缩，张弛有力。刚喝完药没多久，患者竟然自动起来了，刚走几步路，大便唰的一下就下来了，挡都挡不住，拉了一盆。

从此患者就跟病床说再见了，可以起来了，然后进食淡粥养胃，身体就慢慢地好了起来，所以我们要分清，患者是寒便秘还是热便秘。

热便秘只用大黄或番泻叶；寒便秘，慢性者加肉苁蓉，急性者要加附子，属于沉寒痼冷。所以大黄疏通便秘很厉害。

接下来我们一起看柴胡，柴胡能推陈出新，是向上的，大黄向下。

你们知道柴胡精神吗？柴胡推陈出新象征着什么？象征着一个人能够日新日日新。

我们要明白自己的使命，明白之后，再讲愿力。我告诉你们，只要树立了愿力，你们一辈子都会奋斗不息，处于年轻状态，什么愿力？那就是让天下无难学的中医，让世间无难治的疾病，最高一层就是让乾坤内无难教之孩子。

先是治病，再是学好医，再是做好人。这三方面是层层推进的，是我们过去、现在乃至未来一直不会变的使命。你只要能将众人觉得很难得，又很需要的东西，把它变得容易了，你就会成为真正的社会栋梁，有用之才！

前提是你们自己身心要先练好，不然身体不强大，一切是空话。

柴胡味苦，专门疏肝解郁，能够治疗肝胆火郁。一个人郁闷或过食煎炸烧烤，就容易口干、口苦，柴胡能泻肝火。

我们碰到最难治的口苦症，晚上口中苦得像吃了胆汁一样。吃什么都是苦的，早上起来反复刷牙都没有用，还是口苦。

我们给他用柴胆牡蛎，柴胡20克，龙胆草10克，牡蛎30克，再加四逆散，几剂药下去，口干、口苦就消失了。前提是什么？前提是饮食要清淡。因为苦乃火之味，一个火乃上火，两个火为发炎，再加三点水，所以就是平淡清淡，所以口苦咽干的人，饮食要清淡，要注意多喝水。

很多人问我，曾老师你讲课，怎么讲得不知疲倦？我说我有妙招，我把喝水跟运动锻炼看得一样重要，早上补水补得好，一个上午都很滋润。我早上会喝300～500毫升的水。如果有轻微上火，就放少量的盐进去，没有的话可以不放。我会在十分钟内把它喝完。

十分钟啊，一口一口慢慢喝，反正喝完以后，我就觉得通身上下都是滋润的，这叫千口一杯。所以一个人会喝水，懂得喝水之道，可以疗愈很多疾患。以后我们会专门出一本书，叫《水道》，这是很厉害的。

像普通的肝胆火旺，只需多喝水。阿森咽痛、目赤痛，因为他的货质量好，生意做得很大，熬夜加班干活，还不够卖，供不应求。结果呢？生意是做好了，但是身体却累垮了。咽痛、口痛、目痛，怎么办？

千口一杯饮。晚上店里关门后，烧一壶水，一点一点地像输液一样慢慢喝，慢慢滋润进去。当天火就退了，第二天就好了。所以水可以解火。

柴胡能够退寒热往来，表现为时而胃寒，时而发热，我们要把它看得更高远！

柴胡汤治疗寒热往来的精髓是什么？其治疗阴阳往来，有节奏、有规律地发病，总是在同一时间点发病。

有的人，对某些人很冷酷，对某些人又很热情，热的时候像团火，冷的时候像块冰。对自己名闻利养就很热心，在帮助别人时就冷冰冰。这种心性上的寒热不调，也可以用柴胡来调。这类的人，就可以用四逆散或小柴胡汤，治疗往来寒热。

普通人会问他有没有发冷，或有没有发热。患者回答都没有，没有为什么还用小柴胡汤？我告诉你，心性上的冷热不调也可以用小柴胡，所以我们要慢慢地由草木医上升到心性医，这就不一般了。我们开方用药为什么会那么快？因为治心最快，最上乘的就是治心。

上次有个失眠的患者，经常深夜一两点才能入睡，为肝胆经循环受阻，堵住了气机过不去，那个时间段就会一直清醒睡不着。我问她口苦、咽喉干吗？她点点头。我又问她，你眼睛花吗？她也点点头。

口苦、咽干、目眩，小柴胡汤主治，又患者忽冷忽热，热的时候声若洪钟，冷的时候沉默寡言，默默不欲饮食。还伴有乳腺增生，胸胁苦满。属于典型的小柴胡汤证。

用小柴胡汤原方，2 剂药下去，两三个月的严重失眠全好了。熬药不方便的话也可以用小柴胡颗粒，每次大概喝 3 包的量。

疟疾可以用柴胡，因为柴胡能治往来之寒热。但是治疗疟疾最厉害的药是青蒿，而且青蒿还不能水煮，要榨汁来服用。

有很多药直接榨汁服用效果非常独特。如高热用白花蛇舌草、梅肉草、旱莲草榨汁，兑少量蜂蜜，还可以加崩大碗。喝一两次高热就会退下来，所以新鲜药退热效果很不错。

第三味药，我们来看前胡。前胡微寒微苦。谈到苦味药，我还想跟大家讲，人生其实也是苦的，但是你一旦有使命感的时候，就会变得快乐。

现在好多人没有使命感，他们问我该怎么改变呢？我说，你首先要明白改变是很苦的，但是不改变更苦。你没有使命感，改变只是小修小改，有使命感就可以大改彻改，改头换面。

前胡可宁嗽化痰，它可以把痰化掉，让咳嗽安宁。

我们都知道痰尾是最难治的，感冒或发热后的咳嗽尾巴很难好，怎么办？有一个"斩咳尾"的方叫"止嗽散"。止嗽散中用白前，桔草荆陈菀百部。就这几味药，效果非常好。

咳嗽尾巴，微咳，痰又不多，吹风后开始咳，就可以用些宁嗽化痰的药。

我在学校读书的时候，班上学习委员咳嗽，持续了半个多月，又临近考试需要复习情绪坏又紧张，用止嗽散加芍药、甘草，芍药、甘草能缓急止痛，咳嗽较重时肺中经脉是扭曲的。止嗽散中含有甘草，再加芍药，1剂药下去，晚上安然入梦没有咳嗽。

前胡对于外感风邪引起的寒热头痛效果较好，如骑摩托车去兜风，回来后头痛欲裂，用姜枣再加前胡，冷的时候头痛，热的时候头也痛，就是寒热头痛，1剂药喝下去头痛就会好。

前胡还可以治疗痞闷，痞闷多源于心肺，因诸气膹郁，皆属于肺。所以抑郁的人，要通宣理肺，用前胡、枳壳、桔梗就可以治疗心胸中痞闷带痰，效果较好。

第四味药，我们来看升麻。升麻性寒，能够清胃解毒。有清解之力的药物可以把人体的败浊给化下去。

现在好多学生在学习过程中都有一个问题，什么问题？明师虽然很重要，但是却不能依赖明师，成就总是师傅领进门，修学靠个人。有好多问题，其实是要我们自己去探索答案的，像我在余老师那里学习的时候，我问余老师的不多，但是余老师的书我反复看了很多遍。

《万病之源》《万病从根治》《医间道》和《传统中医成长历程》，这几本书我看了不下数十遍！我在没去余师那里学习的时候，就已经看完了余师所有的书。

同样跟在余师身边的学生说，我们同样跟在老师身边，怎么我们写不出东西，你却写了那么多，老师好像没说过这些东西啊。我说老师全在书上说了，哈哈！

所以真正会学习的人，不一定要用嘴巴，而是要用心。我们是在教学，教人学医，而不是教给别人医学，记住医学是没法教的，要靠自发去学。

升麻能清胃解毒，我们前面讲到牙痛得厉害、痛肿，用清胃散，既可以把痛肿表面的热透出来，又可以把毒给挤下去，双向治疗。

不知道你们有没有去观察，我们昨天割草的时候，腐烂的草底下有很多昆虫霉菌之类的东西，怎么能让这些昆虫霉菌变少呢？

有些人说用杀虫剂，杀了后草烂在那里，会长得更多。我们呢把草割开来，拿去晾干，昆虫霉菌什么的通通都没了。

升麻就起到了让气血往上升的作用，对于久坐之人，或患有子宫肌瘤、卵巢囊肿、阴道炎，尤其是霉菌性阴道炎的人，效果较好，既能解毒又能让气血升起来。

现在好多医生对霉菌性阴道炎都束手无策，反复用很多杀菌药也杀不掉。好多人就去药店抓完带汤之类的，还有除湿的四妙散之类的，还有升麻黄连之类的药，一吃下去就会好。

上班族，在办公室一坐就是好几个小时，坐的时间长了，人体内的湿气就瘀堵于下，就像是柴沤在地里就会长虫，人总是坐着下面就会长菌。多活动，气血一灵活，像活水一样，它就不会腐臭。

带下黄浊臭秽，运动量又少，长期久坐，不

爱喝水的人，就可以用升麻，清胃解毒之力较佳。

有一位霉菌性阴道炎的患者，带下黄浊，我给她用完带汤加四妙散再加升麻，几剂药下去，湿痒就消去了。

她说以前用了好多洗剂都不理想，现在吃这个药治好了。我说你懂得运动之后，以后都不会再发作了。辨证用药到位，可以让患者的病暂时好，患者懂得运动锻炼养生，那他的病就可以长期好！

升麻可升提下陷，即升麻对于肛门脱陷者，可以将其升起来，子宫脱垂、胃下垂，还有乳房下垂，通通可以靠升麻升上去。

中老年人，人老珠黄，老了后肉往下掉，松松垮垮的，乳房也下垂，胃也装不了多少东西，装一点就满了，怎么办？把它提起来。

我们昨天铲草木灰，几铲下去袋子就满了。我说怎么能让它不满呢？把袋子提起来颠两下，灰就掉下去了，袋子就不满了。就像米袋一样，你不把它提起来，装一点点东西它就满了。

珍仔围有一个老人，吃一点点东西就胃胀，

不吃东西又没有力气，检查后说是胃下垂。我给他用补中益气汤，把他的胃往上提一提，这样装的东西就多了。

他说，真是神奇，我现在吃东西不撑了。所以告诉你，碰到老年人脾虚气弱，讲话都没力，消化又不好的，就给他开补中益气汤，里面的升麻能升提下陷。你把袋子放在地上装不了东西，提起来后就可以装很多东西。

人也一样，一直坐在那里，坐久了子宫就会下垂，还有乳房、胃也会下垂，所以你要多运动，运动后气血壮满了，升提之力强，容量就大。一个人心胸狭隘的时候，多运动心胸就会开阔。

升麻可逐牙痛，即升麻可以把牙里头的痛热给散掉。逢年过节大鱼大肉之后牙痛，我告诉你3味药，效果非常好！就是大黄5克，甘草5克，升麻10克，也可加少量薄荷。通常一两剂药下去，牙肿痛感就能好掉一大半，这是一个很好牙痛方。

你只要掌握这一个方子，家里开药店就不用愁了，因为逢年过节的时候一些个家庭过来，他就拿几十包牙痛药，每个人都牙痛。哈哈哈！

接下来我们接着昨天继续讲剩下的几首诗，为什么叫《白费歌》？因为我那天看到好多学生求学无门，或走了很多弯路，费了很大的劲，但收效却很浅，这叫方向不对，努力白费。

一个人不管是做生意、干活还是读书，方向没对再努力也是白费。下了很多功夫，但收获却很少。所以我写了 12 首诗，前面讲了 6 首，接下来讲第七首，专门针对那些付出很多收获很少的人。

自 学

自修容易自律难，不自觉悟总是闲。

身在自学心散乱，百年自学也徒然。

意思是一个人读书很容易，但要让他在暗室里，别人看不见的地方，严于律己，就很难办到。

有老师或父母看着你的时候，你会很认真地学习，在看不到你的时候，你能否仍然能保持认真。

能的话,学习就上路了,如果没老师看着你就不学,这个成就是很有限的,所以自修容易自律难啊。

我跟着老师学习的时候,老师就跟我们讲行为约束力。什么叫行为约束力?成功的人都有一个特点,就是他能管住自己,所以管别人不叫高明,能管住自己才是真高明。

管住自己,一条心一根筋地学医。你去观察就会发现,世界上越能管住自己的人,取得的成功越大。一根筋一条心,用一辈子的时间专攻某一个领域。只要努力成为这种人,那么你就会成功。

如袁隆平、爱因斯坦,还有其他好多科学家,或一些有成就的人,他们就是一根筋一条心,用一辈子去专攻某一个领域。做到4个"一",那么你就离成功不远了。如果聪明的人不能一心,那聪明就白费了。

证　道

讲道容易证道难,讲到不做总是闲。

口讲不行空费力,喉咙讲破也徒然。

意思是说老师讲得喉咙都快破了，你们还听不进去，也不去做，那就很难。

我们上次讲，有一个患者她看了很多养生节目，但是她从来不运动，三步门都不出，所以就等于白看了。听讲也是同样道理，听老师讲很容易，但是你没有去做，那么老师喉咙讲破也徒然。

敬 师

拜师容易敬师难，心不虔诚总是闲。

千里访师空费力，磕破头皮也徒然。

拜老师很容易，但要做到真正敬老师很难。谁都知道双膝一跪，就可以拜名师。但是你心里是不是真的敬师，这就不一定了。心不虔诚，其他就都是空的。千里访师、头皮磕破，那都白费力，一切法从恭敬中求，你敬什么你就会有什么，你忽略什么你就没什么。

现在孩子成绩不好的，大多数都是因为恭敬心不够。以前的人就比较重师，老师讲一句话，他都会听到心里，这就是因为恭敬所致，如果不恭敬呢，所有好话都是耳边风。

相传朱丹溪去找罗天益学医的时候，罗天益就拒绝见他，然后朱丹溪就天天在门口等。等1个月不见，等第2个月还不见，再等第3个月，在门外站立了3个月，风雨无阻。终于罗天益出来见他了，收他为关门弟子，最后朱丹溪传承了他的医道，成为金元四大家之一，颇为厉害。

朱丹溪也是从二三十岁以后才开始学医的，是我们半路学医人的代表，半路学医照样能有成就，他就是榜样。不怕你是半路学医，就怕你心不诚敬。心诚敬了，年老后开始学医也照样学有所成。心不虔诚，一出生就开始学也没有用。

听　讲

听讲容易自讲难，光听不讲总是闲。

不为人说空费力，白听千遍也徒然。

这首诗关乎每一个来听课或在其他地方学习

的学子，意思是听课时很认真，但是你听后能不能给别人复讲？

老师曾跟我们说过，如果你看一个节目，觉得很好，那你看完后能否迅速地给别人复讲一遍，能的话那你成长就很快，不仅自己受益还让其他更多的人受了益。

我为什么在日记或其他笔记方面能写得那么快，因为老师上午讲了，我下午就跟学生们再讲一遍，这就叫复讲。不是靠复读机，而是靠自己的脑子和嘴巴。

学　悟

千学容易一悟难，光学不悟总是闲。

诵经千部空费力，埋头苦干也徒然。

意思是说你学了很多知识，但没有领悟它，就算读一千部，也是白费力，再埋头苦干都没有用。这就像吃饭不消化一样，吃了很多东西，但身体不能吸收，不能为身体所用。

以前有一个专门研究经典的老师傅，他天天埋首经典，皱着眉头就是不开悟、不开窍，突然间他的弟子开窍了。弟子看到屋里有只蜜蜂想出去，一直撞纸糊的窗，旁边就是大门，却不知道寻找，然后他弟子就作了一首偈子。

空门不肯出，投窗也太痴。

百年钻故纸，何日出头时？

意思是旁边有空门，你不肯出，偏偏要投窗，太痴迷了！钻在故纸堆中一百年，也没有领悟，什么时候能出头？

这样的人出不了头，不是只学就行，学了还要悟，晚上一个人静静地坐在那里悟。

持 久

热情容易持久难，三分热情总是闲。

忽冷忽热空费力，才高八斗也徒然。

153

第 6 课 大黄、柴胡、前胡、升麻

意思是学习时只有一时的热情不可贵，能长久保持这股热情才算可贵。就像烧火煮水一样，有些人说我煮了3天水都不热，都没煮沸，为什么？你煮三分钟就停下，然后再煮3分钟又停，这种煮法就算是煮30年，水都不会滚。聪明的人会一鼓作气把水煮沸。

所以学习讲究持久的热情，而不是短暂的激情。

好！我们今天就到这里，更多精彩在明天。

第 7 课 桔梗、紫苏、麻黄、葛根

桔梗味苦，疗咽痛肿，载药上升，开胸利壅。

紫苏叶辛，风寒发表，梗下诸气，消除胀满。

麻黄味辛，解表出汗，身热头痛，风寒发散。

葛根味甘，祛风发散，温疟往来，止渴解酒。

11 月 11 日

晴

湖心亭公园

今天的《〈药性歌括四百味〉白话讲记》开始了。有人问我，我们讲这么多，是为什么？我说，为了让更多人能学能讲。

金宝还有润雅刚来的时候，别人鼓励他们，他们就会加劲学；受到冷落后，就会很郁闷。其实靠别人鼓励发光发亮的人，永远只能做电灯泡，电灯泡有没有好处呢？有啊，它可以明亮一方，但是如果没有电源供给，灯泡立马就会暗下来。

所以我们要做什么？要做发电机。鼓励别人发光发亮，你才是发电机，靠别人鼓励发光发亮的，只能是电灯泡。

为什么以前的老师可以桃李满天下，一个宗师或祖师，可以教出无数老师，像孔门就有三千弟子七十二贤人。我们想达成什么样的目标，立志就要立在哪里，这些祖师、宗师级的人物，他们有个特点就是很会制造人才，这点与寻常人就不一样。

你们的心究竟到哪个位置点，位点就会感应到你们，可以看出你的行为能做些什么！这就是普通的老师与祖师、宗师的不同。

桔梗味苦，疗咽肿痛。桔梗这味药最擅长治疗咽喉肿痛，我们见过很多咽喉肿痛发痒的患者，用桔梗20克，生甘草10克，水煎服，2剂药就好了。

桔梗甘草汤，治疗咽部痛痒效果良。因为桔梗能开肺气，肺通于咽喉，肺气开宣，则咽喉通利，痰咳减少。

桔梗能载药上行，如果想祛胸部的痰饮、痰浊，用桔梗配全瓜蒌，能让药力在胸中来回斡旋，像洗衣机洗衣服一样，把痰浊洗涤干净。

我前段日子治疗一位咳吐脓痰的患者，给他用小陷胸汤，"小陷胸汤连夏蒌，宽胸散气涤痰忧"，黄连、半夏、瓜蒌，配以桔梗，再加四逆散，服用两三剂，心胸中的痰就被咳得干干净净，喘也平息。

所以当痰脓浊很难咳出来的时候，别忘了加瓜蒌和桔梗。瓜蒌堪称胸部痰浊的洗涤剂，可开胸利壅；桔梗能开胸廓，减轻胸廓拥堵。

王清任《医林改错》中有一个方子很厉害，相传有一个人睡觉，老觉得有块大石压在胸口，常年难以睡好。王清任说这是有瘀血气滞堵在胸口，用血府逐瘀汤，里头有桔梗，能起到开胸利壅的作用，几剂药下去就好了。

我们经常会碰到一些妇人，生气后胸闷、抑郁，诸气膹郁，皆属于肺。我们用枳壳配桔梗，所谓"膈上不宽加枳桔"，膈在哪里？在胸膈，觉得胸膈以上闷闷紧紧、不宽松者，枳壳、桔梗一下去就宽松了，临床上用之较多。这是为什么呢？因为胸闷的人太多了，烦躁的人也很多，心烦气闷。

一位优秀的中医师，必须具备有3种品质。

第一，犀利的眼光。有人说我眼光很好，两百米以外的小黑点我都看得到，这叫视力，不叫眼光，视力跟眼光是不一样的，视力好不一定眼光好。

眼光就是你的境界、眼界。有句话叫触目不见道，运足焉知路。触目就是你所接触的与你眼睛看的，当你看不见时走路，就不能提起脚来就走，而是慢慢运足走。

人失败是失败在哪里？因为眼光不长远。我跟师学习的时候，有一大批学生千方百计问秘方，学重点，学为私用，结果导致老师有很多东西想要教给他们都没法教，不是老师吝啬，而是你眼光不够长远。

我们去拜访老师的时候，看到老师发愿要将中医事业推近百年，我们也加入了进去，把普及中医当成终身之事。于是才有了一批又一批中医普及丛书的出版。如果没有这种眼光，那我们写这些平淡的书干什么。

第二，胸怀。胸怀很重要，真正的胸怀并不是你在成功的时候去宽恕别人，而是你在受屈辱的时候还能够不嗔不怒。

韩信成功后，回想起胯下之辱的仁兄，宽让他并不难，难的是受屈辱的时候仍能够保持一颗宁静心，这才是胸怀。真正学者的胸怀是撑大的，靠什么来撑？靠委屈、误解、诽谤。这些一起向你袭来，你都能不动摇决心，那你的胸怀不一般。

第三，实力技能。实力技能仅排到第三，实力技能再好，而没有胸怀和眼光，也只能被称为能人，成不了领导，成不了出色的领袖！

一个优秀的中医师必须具备以上3种品质。为什么我要求你们不能空学医学技能，还要多看一些国学、儒释道之类的书籍，因为这类书中讲到了眼光与胸怀。

第二味，紫苏。紫苏叶辛，能祛风寒发表。吹风感寒后，鼻塞怕冷，紫苏叶、荆芥各抓一把，煮水后加少量糖，既治病又好喝。服用后鼻窍通了，还出了一身汗，风寒感冒就好了。

所以风寒感冒初起，要用辛味药，能行能散。辛味药的特点就是，辛走肺能宣发行气，能散邪。

"梗下诸气"，紫苏的梗叫什么？叫苏梗，专门下各类痰气、闷气、小气、闲气。

我们经常碰到一些妇人，进食煎炸烧烤以后有痰，又生气，咳又咳不出，吞又吞不下，就会堵塞在咽喉。

用四逆散加半夏厚朴汤，半夏厚朴汤中就有紫苏，我常用 30～50 克。半夏厚朴痰气疏，茯苓生姜共紫苏。这几味药加到四逆散中，专治咽喉有痰，吞不下，又吐不出，古人将其称为梅核气，好像有个梅子核一样哽在咽里，效果非常好。

我的中学老师来找我看病说：我已经有半年多了，咽喉部一直吞吐不利，是什么原因？我说是梅核气，用四逆散加半夏厚朴汤，苏梗用到 50克。记住苏梗可以用三五十克。3 剂药下去，咽喉部的梗块就消失了。

紫苏还可以消除胀满，怎么消除胀满呢？我们经常碰到逢年过节孩子多食油腻之物后，胃口不开，又吹冷风，立马就感冒。外有感冒内有食积，胸肋部胀满，胃肠又堵塞，怎么办呢？

用香苏饮，香苏散用草陈皮，外感风寒气滞宜。

香附、紫苏、陈皮、甘草共 4 味药，专门治疗感冒后伴食积的胃肠型感冒。

为什么很多孩子很容易感冒？因为大吃大喝。饮食伤胃后，抵抗力下降，吹阵风都感冒，这时可以用香苏散。

二村有个小伙子白天吃完喜宴（喜酒）回来，晚上就没胃口，不想吃东西，第二天就感冒了。我看他舌头白腻，乃胃中有积，又皮表为寒邪所束缚，所以用苏叶，既能发散风寒，又能消食化积。一吃下去，马上就有胃口，又用了两三次，感冒和胃口就都好了。

一些油腻、辛辣、腥味的东西，如日本的生鱼片，腻腻的，吃进去不消化，与苏叶同食就比较容易消化。

常有学者会问我，说你为什么没有关注各家学派呢，现在的名中医有好多招法和绝招。我说，我只关注患者，只关注古籍，只关注自己。

就像跑步一样，发令枪一响，参赛员是没有时间去关注对手和观众的，所以不要把心念放在外界，跑步的时候，一边跑，一边观察对手与观众，一分神你的成绩就被甩到十万八千里之外去了。

以前的祖师大德修学都经历过这个阶段，专心到完全看不到外界的东西，或者是看了，但并没有去执着。

像董仲舒小的时候读书，就有这个精神，三年不窥园。一般孩子读书，父母担心孩子贪玩、偷懒不读书，而董仲舒呢？他的父母担心他读书读太久，把身体读坏了，特意仿照江南园林在家里建造了非常漂亮的园林，只希望他能透过窗户看到园林里的美景，出来玩一会儿。

但是他没有出来，所以有了三年不窥园的典故。3年眼睛都不往花园里看，只专注于看书。

有成就的人啊，他们都有3年密集熏修的过程，并且中途不会间断！一位学者想要有番成就，要有在石头上坐3年的勇气。你们若真能用3年时间来研究《药性赋》，或《药性歌括四百味》，或《汤头歌诀》，绝对会有所成就。

为什么我们这个时代专家变少了？因为缺乏

专做一件事、坚持做一辈子的决心和毅力。如果能做到，你就是人中龙凤！

好！再来讲麻黄。

麻黄味辛，辛能发散，能够发汗解表。麻黄发汗之力较强，受风寒后，汗不出，浑身酸痛难受。有句话叫汗出一身轻，如果能把汗发出来，身上就会轻松。

这时就用麻黄汤（麻黄、桂枝、杏仁、甘草），水煎服，像浑身畏寒发热、头痛、无汗等风寒表实证，一两剂就会好。所以麻黄汤为解表出汗方。

此外老年人脚肿，脚部肿胀为湿气重，可以用麻黄配赤小豆等利水之品。解表过后再利水，脚肿就消得很快。

青年人痤疮严重者，身上长一些肿大的疙瘩，进食煎炸烧烤，又吹冷风或喝冷饮，把湿毒瘀在皮下。这时就可用麻黄开表，用连翘、赤小豆利水，即麻黄连翘赤小豆汤。

麻黄对于身热头痛效果较好，其治疗的身热不是上火后的热，而是毛孔闭塞后热气透不出来。

如果你把家里所有窗户都关上，你会觉得很烦很热，打开窗户后，心不烦了，头不痛了，身也不热了。所以热了要记得开窗，人体的烦热要记得开汗孔。身体发热上火，别急着用凉药，要先去运动出汗。

一位种菜的阿姨，她出汗后紧接着就洗了冷水澡，毛孔立马被闭住，然后就开始鼻塞头痛，身体烦热，没办法干活。我说不要怕，你服用1剂麻黄汤，然后去运动，再出汗都不怕。结果阿姨下午一出汗，晚上就好了。

好多疾病刚开始都是因为毛孔闭塞，我们只要把毛孔打开，那么病就会减轻。

麻黄能让身体里的风寒发散掉，不单是发皮肤的风寒，还可以发筋骨的风寒。麻黄汤治疗骨节疼痛、风湿关节炎等效果非常好。

麻黄加术汤，治疗风寒湿痹、关节疼痛不利，或疮痈肿毒、阴疽等。身体长疮，疮头下陷，侵蚀至骨，麻黄能将骨头里的那团气给发出来。

一个人要有敢于担当的魄力，遇事要敢担当，而且要努力寻找解决方法，有些人还没找到好方法，就开始为失败找理由。

相传有两个僧人，一个富有，有很多钱，但是他觉得钱还不够多，一个穷的只有一个碗，两人都想云游天下。富有的和尚认为还要再筹备3年，才能去云游天下。等3年过去，富和尚觉得自己钱还不够多，还得再筹钱，再看穷和尚，他已经云游天下回来了。

所以有好多事情，并不是因为没有钱，而是你不敢去做。虽百事难为，奈何闯字当先，则万事可做。

我不怕你们学东西资历低，或学东西比别人慢，就怕你们学东西时没有敢闯、敢干的劲头。

我们来看葛根，看看葛根闯荡的精神。

葛根味甘，祛风发散。葛根能把颈部的风邪发散出去，你们以后碰到落枕或颈椎痛患者的时候，可以试一下，用葛根50～80克煮水，再加适量姜枣，一喝下去就会好。

吹风、着凉后颈椎僵硬疼痛，一味葛根专门

疏通肩颈部经脉。

有一个小女孩在超市里做收银员，吹空调后颈部僵硬，活动不利，她要是想看后面的东西必须要用腰来带，颈部转不了，问我该怎么办？

我说用葛根 80 克，加姜枣煮茶。1 剂下去颈部就能转了，所以葛根可使颈背转动。

经常伏案工作的人，颈椎疲劳不舒服、酸痛僵硬，可以用姜枣茶加葛根，1 剂药下去颈部就会发汗。

温疟往来，止渴解酒。葛根还可以治疗发热口渴，还能解酒，如饮酒过量，酒积在肝胆部，通过服用葛根发汗可以使体内的酒气经毛孔排去。

你们看，在大森林里，究竟是树高还是藤高？永远是藤高，因为树有多高，藤就会顺着树缠上去，长得更高。我以前采药的时候，曾经到过一片葛根谷，整个山谷全是葛根，树都在它下面。

我们要有藤类敢于攀登的精神，"世上无难事，只要肯攀登"。世界上没有难的事情，只要你敢于攀登，那么你很快也可以达到老师的境界。

有人问我说，老师，你最希望的是什么？我告诉大家，所有老师都希望他的学生超越他。学生超越老师，这是对老师最大的恭敬，这样老师颜面才有光。

邓老也曾讲过，他说你们学我者必超我，那就好了，那中医就后继有人了。邓老说他甘作人梯，什么叫人梯？肩膀给你踩，经验给你用。

朱老也是如此，此外还有一个特点，那就是知识不保守，经验不带走。

我们要向有大胸怀的人学习，学习更多的知识，做万山丛中最突出的尖笔山。我们现在学到葛根，就要明白葛根的精神，要敢学敢攀登，敢往上走。

现在很多中老年人都会伴有心脑血管的问题，血管堵塞，甚者需要手术搭桥。同仁堂的愈风宁心片，只一味葛根组成，专用于心脑血管堵塞，心慌心悸。

葛根为藤类，缠着树，四通八达，无处不到，进入身体可以让十二经脉血络四通八达，无处堵塞。颈三药常会用到葛根，不仅治颈椎病，还可以治疗心脑血管堵塞。

我们在上车村治疗过一位严重心肌梗死的患者，平时走十几米就心慌气短，没办法去买菜，嘴唇乌暗。当血脉堵塞后，走路都会喘，而葛根呢，能疏通经脉。

四逆散、颈三药（葛根、丹参、川芎），再加生脉饮（人参、麦冬、五味子），3 剂药下去，可以走路去买菜了，上坡也不喘了。

好！今天基本上就讲到这里，更多精彩在明天。

第 8 课　薄荷、防风、荆芥、细辛

薄荷味辛，最清头目，祛风散热，骨蒸宜服。

防风甘温，能除头晕，骨节痹疼，诸风口噤。

荆芥味辛，能清头目，表汗祛风，治疮消瘀。

细辛辛温，少阴头痛，利窍通关，风湿皆用。

好，继续我们今天的学习。立冬以后，天色越来越暗，六点起床天还是灰蒙蒙的。

我昨天跟金宝讲，黎明前的黑暗，没有太阳，它只是暗一阵子，但是如果心中没有志向与愿景，没有目标，那就会暗一辈子。所以不管老师教你们多少知识，只要你们没有愿景与目标，那么终将会失败。

你们总会感到烦躁焦虑，总是有烦恼，就是因为缺少愿景，所以无论如何人必须要有梦想。

梁山好汉为什么能够聚在一起，因为有共同的目标，那就是惩恶扬善。但是他们为什么最后没能够有一个好的结果，因为他们的目标与愿景不一样，惩恶扬善与为人民谋福祉是不一样的。

小目标，可以凝聚人于一时，长远的愿景，才可以让人为之奋斗终生。

像你们来这里学医，有些人能走完全程，有些人只能走到半路，这个不能强求。你的修养，你的愿景发出来，你就能跟老师走到最后。

像我们到余师那里学习，余师的愿景是让中医能普及天下，让天下没有难学的中医技术，愿中医学能推进百年，我们融入这个大愿景以后，发现学什么东西都特别有劲。有些人说我体力智力不够，其实不是，是你愿景缺少。

薄荷味辛，辛散芳香，芳香化湿，芳香开窍，芳香定痛。我们田里种的薄荷，摘一片能香好一阵子。

芳香药基本具有以下三大特点。

第一，芳香行气化湿。逍遥散里就有薄荷，人郁闷了，身体又有湿气，觉得沉重没劲，就可以用薄荷。上次有一个小伙子，他说他就喜欢这里的薄荷，采几片泡茶，一整天都有精神。所以薄荷泡水可以行气化湿，解除郁闷。

第二，芳香定痛。外感风热，肌肉酸痛，尤其是小儿外感后，用药不便，可以用薄荷熬水来洗澡、泡脚，汗出周身酸痛就没了。

具体方法是用薄荷煮水，不要久熬，趁薄荷芳香气大出的时候滚一两分钟，立马用锅盖盖住，取一条毛巾或毛毯裹住患儿头部，然后用蒸汽去熏。鼻窍、毛窍打开后一出汗，表解一身轻，感冒就好了。

所以说芳香之药可以定痛、开窍、化湿、行气，这都是芳香药常用之功效。

薄荷最能清利人体的头目，头痛目赤，或牙痛、咽喉痛效果较佳。只要是急性的牙龈肿痛，目珠黄赤、发红，或咽喉沙哑疼痛，用薄荷 10 克，大黄 5 克，甘草 5 克。其中薄荷解表开窍，发邪外出；大黄降浊，使浊邪从大便排出；生甘草清热解毒，调和诸药，百用百效。

上次祭祖的时候，有上千人在一起吃饭，餐桌上菜式很丰富，那些炸的芋头很好吃，有一个老人吃多了，当天下午就开始咽喉痛，眼睛发红，牙肿痛等。

我赶紧让他抓了两包大黄、甘草、薄荷，当天下午服用1剂后，晚上就不痛了，2剂药没吃完就好了。

咽喉热火，头目不清爽，属于火热上炎者，都可以用薄荷、甘草、大黄。

薄荷可以祛散风热，如治疗风热感冒的银翘散中就有薄荷，桑菊饮中也有薄荷。

骨蒸劳热或更年期身体烦热者，可适当用一些薄荷，能透热外出，非常清透。

我们生活中总会碰到很多不如意的事，如钱财不够用，或生病疼痛，或朋友间矛盾，或其他各种看似是灾难不愉快的事。

这些东西不取决于事情本身，而取决于你的看法和态度。你认为它是不愉快的事，那不愉快就会降临，你认为它是挑战和机遇，那么挑战和机遇就已经成型。

你的态度和想法会决定事情的结果，碰到事情长吁短叹的人，很难有好结果；碰到事情斗志昂扬的人，一般不会很差。

患者患病，归根结底，我们要点燃他们的斗志。除了点燃患者斗志，精进医者医术以外，没有一种良药，能够让一个人真正从头到脚都精神舒服、身心安康。

一个身心安康的人，不会经常有这些消极的想法。

我们常会碰到一些小事情，如在这些场地，有些人过来喝酒，喝醉后把碎玻璃瓶丢得满地都是，还有周围又堆着很多杂物，让人看了会觉得很郁闷。你觉得郁闷，那么郁闷就会降临；你认为这是机遇，那么机遇就已成型。

为什么呢？因为这些东西是给我们修功德的，这样一想心境就不一样了。

防风甘温，是风药润剂。一个人伤风受风了，基本都可以用防风。

防风能除头晕，甘能补，温能行，可以改善头部供血不足、血气缺少的情况，使气血上达头面。

小儿脾虚体弱，容易感冒头晕，吹阵风就会

生病，我们有个常用的方子，即玉屏风散，其中防风可以防止外风进入体内。

但是我还要跟大家讲，以前有一位家长带孩子过来，她说孩子已经防得很严了，天气一冷，她就先给孩子加衣，为什么还总是感冒？

我说你防的是外在的邪风，防不了内心的贪嗔痴。孩子一说要零食你就给他吃，晚上到外面去走一圈，还要吃夜宵之类的，要什么就买什么，导致肠道有积，就容易发热感冒。

所以防风只能防外面的风，如果你防不了自己内心的贪嗔痴，忌不了口，照样无法健康。

防风可以治疗骨节痹痛，可把骨结中的风都驱赶出来。

营盘村有一个80多岁的老爷子，整个颈椎僵硬疼痛，手臂痛。凡上半身痹痛的我常用蠲痹汤，下半身痹痛的用独活寄生丸。

蠲痹汤中，羌活、防风以祛风，姜黄、当归、赤芍以活血，黄芪、甘草以补气。三大理法治疗风湿痹痛，老爷子服用7剂药后，颈部疼痛止，颈项转摇利索无碍。

诸风口噤，即有些中风偏瘫的患者，四肢转动不利，讲话结结巴巴，甚至身体会莫名抽动。这时我们要用一些祛风邪的药，可以在补阳还五汤中加一些防风之类的祛风药。

风性主动，一个人拿筷子时手抖，要用防风。我们上次用活血化瘀药加防风、羌活，治疗1例老人手抖，效果很好，患者服用5天药以后手就不抖了。

所以用活血化瘀药配合祛风药，可以治疗老人手抖。抖，是风之象，有风时树就会动，无风时树是静止的。

荆芥味辛，荆芥性味辛散，能清头目，头目烦热者可以用它来清。

人要怎样才能够长久学习？有一次，我在广州泡脚，泡脚水太烫了，每泡一下就得赶紧起来，不敢伸进去。然后就等一会儿再泡，但是等水太凉了泡下去又没意思，也会提起来。

这个故事是说，人的奋斗就像泡脚一样。太

烫或太冷都不好，太烫了，你不能持久；太冷了，你最后也不能坚持。温和的温度刚刚好。

我们学医呀，第一，脑子不能发热。太烫了，如总是想能赚多少钱，这样就不可能学得长久。第二，心不能太冷漠，心如果太冷漠，医缘就会越来越差。这两样都不能有，学医要温和长久。今天老师不单把学医的方法教给了你们，还把道也讲了，甚至把长寿之方都公布了出来，即阴阳调和，恰到好处，不冷不热，温暖长久。

所以说适当的热情要有，冷静也要有。热情像油门，冷静像什么？像刹车，一样都不能少。有热情才能有动力，处事冷静才能减少危机。医者连基本的热情都没有，那么他不可能冲得很快。我们学习过程中最容易碰到的两大问题全部都在这里了。

荆芥可以清头目烦热。如风热感冒或高血压头目烦热，有一个小方子非常好用！荆芥5克，金银花5克，连翘5克。高血压、高血脂头目烦热很难受的，这几味药泡茶，吃下去就会好。

荆芥能使人汗水从表而出，把风赶跑。夏天好多孩子吹空调后，鼻塞，汗又不出来。这时用荆芥、香薷、防风等煮水，服用后出点汗，鼻子就通了，身体也舒服了。

荆芥还可以治疗肌肤疮肿，可以消除瘀血堵塞，所以荆芥既是风药，也是血药，既能祛风，还能活血。

我们经常会碰到一些跌打损伤的人，为了防止伤口破伤风，我们可以在活血化瘀药中加荆芥、防风。

上次有一个阿姨被狗咬了，问我怎么办。

我说用银翘散加荆芥、防风，局部痛肿难愈，服用此汤药，后期再加补中益气汤，把抵抗力提起来就好了。所以骨折损伤或跌打伤初起要祛风解表，后期要补中益气。

接下来看细辛。我们说做人要有王不留行天马行空的思维，又要有细辛小心谨慎的精神。细辛可直接穿透到骨头里，把风给排出来。

细辛辛温，少阴头痛。少阴头痛，因房劳伤

肾，或久吹冷风，导致头部疼痛难耐者，最是难治。麻黄附子细辛汤治疗阳虚外感，头痛身痛。

中风后痰浊壅堵在胸肺，神智昏迷者，可以用利窍通关散，即细辛、皂荚打成粉末吹鼻。人一打喷嚏，全身孔窍都会通开来，所以打喷嚏是好事。

古人讲过排病三件宝，汗、尿、屁。其实有五件宝，包括排气、排尿、排便、排汗、打喷嚏，都有排邪的作用。

对于顽固性风湿，我们常会考虑用细辛，但是细辛一般用量不过钱，即细辛不要用太大量，三五克以内比较安全。如果是入散剂，那就要在1克以内，因为细辛量非常强大。

服用细辛还会让人胆子变大，如夜间梦到恶鬼、死人之类的，就可以用红参，配干姜、细辛，阳气很足，一吃下去，噩梦就会消除。

人阳气虚，就会有各种噩梦或风湿，阳气一足，风也没了，湿也没了。

好，我们今天就讲到这里，更多精彩在明天。

第 9 课　羌活、独活、知母、白芷

羌活微温，祛风除湿，身痛头疼，舒筋活络。

独活辛苦，颈项难舒，两足湿痹，诸风能除。

知母味苦，热渴能除，骨蒸有汗，痰咳皆舒。

白芷辛温，阳明头痛，风热瘙痒，排脓通用。

今天下雨，天有些暗。你们准备好没有？我们要开始学习了。

我们讲药性，必须要提升人性，人性不提升，那就是空讲药性。怎么提升人性呢？今天我们一起好好地补一补，古代一些人物的光辉，可以让我们的心性得以提升。

以前有一位大人，他家里盖房子，邻居也盖，邻居的房檐伸到了他那边，每当下雨，水就会冲到他家里来，家里人非常愤怒。

然而这位大人说，一年之间毕竟下雨的时间少，晴天的时候多，所以就不要去计较了，家里人听了也就放下了。

又有一次，大人家里养的羊经常会叫，使得

邻居老人睡不着，很有意见。他一听到立马把羊送给了别人，家里人都很奇怪，就说养羊很正常，为什么要送人？

但是这位大人说，邻居人老了，他们活得日子比我们要短，我们还有更长的日子，何不让让他。家里人听了也觉得是。

还有第三件事，孩子在山脚下玩，不小心把他家的墓碑给推倒了，这在古代是一件很严重的事。

孩子父母以为他会勃然大怒，谁知他一听到，首先问孩子有没有摔伤，来人说孩子没摔伤。他说，没摔伤就好，然后把墓碑给扶了起来。

所以他能当大官，他是德育故事上的精彩人物。

我们在下雨天为什么能坚持讲课，并且还能讲好课。因为在圣贤的光环、光辉之下，我们得向上比，那么就会精进不已，如果往下比，那只能是故步自封。

第一味药，我们先讲羌活。羌活微温，温能发汗。古籍中形容羌活的一句话很精彩，即"能散肌表八风之邪，能祛周身板结之痛"。

羌活能散皮肤肌表上的各类风邪，能除周身上下筋骨疼痛。

在校期间，我的一位同学经常流清涕，怎么办呢？

我说刚好学到了羌活，用羌活粉泡水吧。他吃下去后就没事了。这是为什么呢？因为羌活入足太阳膀胱经，能温化水液。

羌活还能祛风除湿。有一个学生，大便不成形多年，不知道吃了多少药，求了多少医，就是不管用。

我们一看药方，其中有解毒药，有健脾药，有利水药，有温阳药，唯独没有祛风药。

《黄帝内经》讲："清气在下，则生飧泄。"清阳之气压在肠胃里就会拉肚子。所以针对腹泻，大便不成形，我有一个绝招。用羌活、苍术两味药打粉，每次5～10克泡水，以升清气。一剂药后大便就能成形，吃大概半个月，几年的便溏全好了，这都是羌活祛风除湿之功。

羌活可治身痛头疼。春季多发风寒湿感冒，

浑身酸痛难以忍受，还有老年人凡季节转变，筋骨就会痛，均可用羌活胜湿汤。

为何叫羌活胜湿汤？因为羌活是风药，风能胜湿。地板或者衣服湿了，风一吹就能干。所以羌活胜湿汤里面一派风药，羌活、独活、川芎、蔓荆、藁本、防风、甘草。

中医学认为湿盛则重浊，酸痛难耐，所以酸痛难耐者要用一些风药，风药能行气血，气行则湿行，气滞则湿停。

珍仔围村有一个老人，每逢季节转变关节就痛，问我怎么办。

我说用羌活胜湿汤加四君子汤。其中有大量的风药，风药可以祛邪，四君子可以扶正，两者搭配在一起，扶正祛邪，双管齐下。现在天气转变时，关节就不会那么痛了。

羌活还能舒筋活络，如上半身经络堵塞，被空调吹过后痹痛，或落枕等，经络扭曲堵塞者都可以用羌活，效果较好。

上半身痛用羌活，那下半身痛呢？那就是我

们接下来要讲的独活了。

一个人的德行上不去，学药就很难学到里面的精髓，总是忙于在路上捡小金子的人，到不了金顶。德行是我们的金顶，医技就是路边的小金子。

独活辛苦，颈项难舒。不单是颈项，还有腰背瘀涩不舒。

有一个强直性脊柱炎的患者，像僵尸一样整条脊柱僵硬不能转身，只能整个身体都转过去。疼痛难以忍受，尤其是早上起来，疼痛更甚。每次都要拍打多时，拍热了才能够起床。

我说用独活寄生汤，再教他爬行。爬行很重要，对脊柱的锻炼非常好。患者连续服药1个多月，后来觉得熬药太过麻烦，就换用了独活寄生丸。

现在早上起床时不再有晨僵现象，腰部也能自由旋转了。

吃药配上练功，即使是遇上大病、难病都不难治；只吃药不练功，即使是一些小病，也会迟迟不愈，束手无策。

下肢湿痹疼痛在临床上很多见，今天早上就

有一位患者，自诉双下肢痛，腿痛、腿酸、腿无力。我们常用独活配威灵仙，可祛腰脚湿邪，湿祛则腿脚轻。

谈到脚我们要好好讲一讲，俗话说，人老老在脚，昨天你们问《内经》怎么样、好不好。

我说，你没练好就不好。就是说经典是要拿来练的，如《黄帝内经》是保护医生的，《伤寒论》可以很好地诊治患者。

医生修学了《黄帝内经》，可以提升自己的境界，保护自己，年过半百而动作不衰，轻身耐老又延年，这些都是两条脚的学问。

我们曾经试过用独活粉泡水，一次3～5克，吃了很奇怪，身体背部会发出汗水，然后走路就会特别轻松，爬楼梯上到三楼，觉得还想再上，有人上到三楼就不想上了，就是因为身体不太好。

越攀登越有勇气，这是腰力足的表现，这样的身体差不到哪去，所以独活能够让人腿脚轻健。

独活诸风能除，尤其是下半身中风瘫痪，腿脚麻木，不能行走，我们可以用独活寄生汤，或者在辨证方中加独活。

真正可持续的学习绝不是填塞式的，而是靠自己脾胃运化；不是靠输血，要是靠造血。输血的学习不能长久，造血的学习可以持久。

什么叫造血的学习？必须是要学以致用。越学越有味道，而且必须学以利他，这样知识就不会腐烂掉。

知母味苦。知母是滋阴药，热渴能除。即身体热，口又干渴，此乃热盛伤阴，用知母能除。

你们知道哪种类型的人最容易烦热口干渴吗？欲望大的人。欲望大的人心念暗耗很厉害，容易口干苦、口渴。知母常与黄柏相配，如知柏地黄丸，治疗老人夜间烦渴难寐。

有一个 80 多岁的老人，晚上烦渴睡不了觉，很容易上火。我看他舌尖少苔，阴虚火旺，用知柏地黄丸，既清热又滋阴，吃下两瓶以后，晚上干渴感就消失了。

骨头蒸蒸发出汗到皮肤来，最常见的是更年期妇人，阴液稀少，脏腑干燥。我们治疗更年妇人有一个汤方，即百合知母加甘麦、大枣，不到十味药，专治脏腑焦躁，加四逆散效果更佳。

五经富有一个更年期妇人，晚上睡醒就出一身汗，平时脾气大。她说以前不会这么身不由己，无论看到什么都会火大，就想骂。

我说柴干了就容易着火，人体液少了就容易发飙，所以赶紧用百合、知母、甘草、麦冬、大枣、浮小麦。浮小麦、麦冬可增强养阴效果，再融进四逆散。7剂药吃完就不燥了，晚上睡醒后也不会再因为满身汗湿而去换衣服了。

所以骨蒸有汗者，用百合、知母、甘麦、大枣。

知母可以舒缓燥咳，因为知母是滋阴药，可治燥咳。有句医谚，即"知母贝母款冬花，专治咳嗽一把抓"。

上次我碰到一个小孩子，秋天咳嗽，痰中带血，痰很难咳出来。这就是干咳，既然是干咳，那就太简单了，知母、贝母、款冬花，随手就开出来，再加四逆散，共奏宽胸解郁之功。一共不到十味药，服用后第二天就不咳了。

所以干咳、燥咳就用知母和贝母，此两味痰咳皆舒。

我们学习应该进入什么状态呢？要进入自己站着走，而不是让老师拉着走。哈哈，什么叫自己站着走？即学来能够自立，不用师长操心。为何有很多人很长时间还无法自己站着走呢？

以前有一个说法，师父带弟子，如果弟子出师了，师父会跟他说，以后就算师傅不在身边，你照样可以独当一面。

要想学到这个程度，该怎么办？只能是你的目标、愿景、志向都不能比师父低，这叫见过于师，方堪传授！

昨天深圳、东莞、南山的患者都想要来拜访，但是我统统辞掉。为何呢？因为他们来拜访多是谈论那些表浅的东西，跟我们真修实干的关系不大，都是思维上的辩论，而不是身体上的内证与修正。

我认为不管千学万学，就一条要把心学好。心性没学好的人再去学知识，就如同用漏网装水，终会一场空。并且心性越差，漏洞就越大，随打随空。

什么样的心性是好的心性呢？除了做一件事情，余事皆不理，这才是比较好的心性。写书的把书写好，看病的把病看好，农耕的时候把地锄好……干一件事的时候不想其他事情，这才是好的资质。

白芷辛温，即白芷辛散，味芳香，服用后会让人胃口变好。

白芷可治阳明头痛，这种头痛是前额痛。我们有几次碰到患者说前额痛，用四逆散加白芷、川芎，第二天就不痛了。

有些人说后头痛，用四逆散加羌活、葛根；头顶痛，四逆散加藁本、蔓荆子；侧头痛，思虑过度，用四逆散加川芎、郁金。

所以头痛有各种情况，但总的不离纠结、较量，所以四逆散是解纠结较量的良方。

白芷可以燥湿止带，带下湿浊瘙痒者，可用完带汤加白芷，效果非常好。

白芷可将脓疮脓毒排出，如鼻炎。苍耳子散里就有白芷，苍耳子、辛夷、白芷、薄荷各10～20克，用于鼻炎、鼻塞。前几天就有一位鼻塞的患者，他说吃了苍耳子散后，第二天鼻子就通了，真是简单又有效。

用苍耳子散煮水熏鼻子，一熏鼻子就通。感冒初起，用苍耳子、辛夷花把鼻窍通开，鼻窍通则百脉通。

又如脓疮脓浊、肌肉溃烂，怎么办？用仙方活命饮，其中就有白芷。

山里有一位大叔，他的手被树砸伤了，结果局部溃烂，发展成脓疮，一直不愈合。我说应该把它当作疮痈来治，开仙方活命饮，吃了1周左右，烂疮就收口了，而且痊愈后没留瘢痕。

所以白芷可以让皮肤变白，可以排脓，排在肌表之脓疮。

其实我们一天可以讲10味药，也可以只讲1味药，可以讲4味，也可以讲6味。但不管讲多少味，收获最大的人永远是有较高心境的人。

一个人开始学医，他最终成为一个地方的小医师，还是成为医学界的宗师，取决于他的境界。

如果你只想做地方的小医师，那就可以慢慢地学一辈子；如果想做医学界的宗师，那你的胸怀、境界与学医的耐力和勇气就都不一样。你碰到困难，绝对不会逃避，也不会找人顶替，只能勇猛出击。所以普通医师的胸怀跟宗师是不能比的。

学医的人啊，我最怕什么？我不怕你们没知识学，也不怕你们没老师带，最怕你们心胸和眼界不开阔。所谓开眼看世界，大多数中医学子，都或多或少欠缺这种胸怀跟眼界。

所以你们的弱点在哪里？你们的弱点只有一个，那就是心量和胸怀太小。胸怀一大起来，整个人的气质就不一样了，举手投足，干活读书，还有衣食住行等，样样都会露出光环。

如果胸怀不大，就会出现昨天那种情况，有一位学生，我们在看病，而他在翻读《药性赋》。像这种漫不经心、东张西望的表情，是不会出现在宗师身上的。

相传曾公很会看人，他的弟子李鸿章带了三个人去看曾公，曾公就瞄了他们一眼，然后立马就对这三个人的命运做出了判断。

第一位在曾公还没来的时候，就一直在看家里陈列的一些东西，像猴子一样东张西望，漫不经心，用现代话说就是二流子小偷的行为。曾公他一看就明白了。

第二位则老老实实低着头，因为到将帅府里头来，表现得很恭敬。

第三位，站立时目光炯炯有神，望着前方，曾公经过他也不为所动。

就这么短短几秒钟，曾公就对李鸿章讲，这三人中，第一个东张西望不可用；第二个，头低垂，老实听话，可以做一般的助手，你叫他干什么他就干什么，可以用。第三个目光炯炯，有远大志向，有成为一方官长的潜质。结果呢，他就是刘铭传台湾巡抚。

你是那块料儿，你的行为举止就都能体现出来，不会有半点隐藏，如果没有贵人中途去参与改变命运，那么你基本上就是那个样子了。

其实改变命运还有一招捷径，那就是跟贵人、厉害的人物捆绑在一起。如你坐在快船上，即使你跑不快，你的速度也很快。

我们坐在余师这艘普及中医的大船上，又碰上顺风顺水，大家齐心用力，就算你没怎么跑就坐在那里，也能飞得很远。学习医学，要先把愿力立稳、立大，这很重要，相当于上了大船。

好！今天就到这里，更多精彩在明天。

第10课 藁本、香附、乌药、枳实

藁本气温，除头巅顶，寒湿可祛，风邪可屏。

香附味甘，快气开郁，止痛调经，更消宿食。

乌药辛温，心腹胀痛，小便滑数，顺气通用。

枳实味苦，消食除痞，破积化痰，冲墙倒壁。

好！我们开始今天的学习。

我这两三天感冒，我发现真的可以不药而愈，但是要给身体时间——七天，而我只给它三天左右。

其实感冒期间最好的医生有三样。第一是休息好；第二要勤出汗；第三是节饮食。

现在的小孩感冒反复发作，迁延时久，就是好不了。后来我发现是因为孩子吃东西不忌嘴。感冒期间进食油腻的东西，还熬夜，导致痰生、咳嗽；静卧静坐汗不出，以致浑身酸肿。所以我们在患普通感冒时，照样应该保持常规的劳动。

藁本气温，藁本进入身体后能到达人体最高部位发挥作用，人体最高的穴位是位于巅顶的百会，所以巅顶部头痛，可用藁本。

营盘寨有一个老阿姨，她的头被棍棒击伤，一直隐痛许多年，下雨的时候厉害，来找我们看病。

我们给她开四逆散加藁本、川芎、蔓荆子、升麻等一派能升至头部巅顶的药。三剂药下去头痛就减轻了，她很高兴。再吃十剂药以巩固，基本痊愈。所以巅顶有痛用藁本，这句话是可以临证反复试效的。

藁本寒湿可祛，意思是藁本可以祛身体的寒湿、腹痛或便溏。

我常会碰到一些患者说：医生，我大便次数多，而且总是稀烂不成形，就像一坨水烂烂的毛巾一样。

毛巾被湿气、水气侵袭，就像一团烂烂的烂布渣，一旦将其挂在晾衣竿上，晾干后非常干爽，一条条的。

要想让大便成形有一招，用辛温的风药风干肠道。这个比喻很贴切。所以我们会加藁本，也可用羌活、独活，或荆芥、防风，从其中选两三味，再配上苍术，治疗大便不成形，效果非常好。

有些人大便久不成形，肛门都脱垂出来。用风药，既可以风干肠道，又可以升提肛门。因为风药能够上拔，可治疗一切下坠之病。

藁本寒湿可祛，意思是寒湿在肚腹周围，或在周身者，可用藁本祛除。风所过之处，物品就容易被吹干，当身体风气流通的时候，寒湿就会消散。

以前有一位很厉害的大医家在赏月时，突然间一片乌云过来，把月亮给挡住了，月光马上被遮挡得严严实实，他马上觉得胸有点闷，像是被痰浊或湿气给堵住了。

过一会儿清风吹过，乌云散开了，胸中也为之一爽。他马上领悟了《黄帝内经》所讲"若风之吹云，明乎若见苍天"的含义。你看意境也可以引发医者的用药思路，就如同风将云吹散，霍然间天开地明看到苍天。

大医家自己的胸闷、胃痛，他就用四君子之类，再加陈皮，或羌活，或藁本之类的风药，把心胸的闷气吹开。所以善用风药者，可以解郁，可以让一个人开心。

如天气闷热时，人们就想坐在通风口，或把风扇打开。同样，一个人很闷的时候，是不是需要一点风药呢？

我们义诊期间碰到一个抑郁的患者，服用抑郁药半年多，还是经常皱眉头，情志怪异，不能工作。问我该怎么办？

我问：你头痛吗？

他说：每天都头痛。

头痛抑郁，我说简单。我给开了羌活胜湿汤，里面有羌活、独活、川芎、藁本、荆芥、防风、甘草。

有学生问：老师这不是治风湿的吗，也能治感冒，你怎么拿来治抑郁？

我说：只要是气血不流通，不管是风湿感冒，还是抑郁，都能治。

知晓其中道理，风药能通治百种疾病，不明其中的道理，你拿来治感冒也治不好！

患者服用三剂药后感觉很开心，心胸不闷

了，很舒坦，再吃十多剂，抑郁药减少一半。所以说我们中医里头啊，用风药来解郁，也是一个思路哦。

藁本风邪可屏。一切外感风寒湿邪侵袭身体，都可以用藁本屏蔽，或将其清出体外。

昨天我们下着雨，踩着泥泞的道路，继续讲课学习。有位村民看到了就说，你是一位医生，不用这样，太辛苦了。

我说，其实所谓的伟大出彩，就是用心做好平凡事。伟大的人都有一个特点，就是别人还在被窝睡觉的时候，他已经在微微的晨光中，跑向那个你只能眺望的高峰。这点是很多人可望而不可即的。

我们再来看香附，香附味甘，甘平中带有微苦、辛，苦能降气，辛又能够行气。

香附可快气开郁。香附是气病总司令，能让气走快一点。有些人气机郁堵不通，人感觉很郁闷，脉也有郁结，该怎么办？用香附，香附能够开郁快气，把郁闷打开，让气机流通，气机通则抑郁除。

人体上下的郁闷，都可以用香附，郁在头则头痛，香附、川芎主之；郁在咽则咽梗阻，吞吐不利，香附、苏梗主之。

有些患者说，医生我有咽炎，吞东西时总觉得有东西堵在那里，会不会是恶病啊。我说，没事，是梅核气。思虑过度纠结引起的，只要不纠结，就没有恶病。

将香附、苏梗加到四逆散中，胸部的郁结就可以散出来。

如果郁结在颈部呢，有些人一生气着急后，颈部会僵硬疼痛，可以用香附、葛根。

郁结在肩部，肩部痹痛，用香附、威灵仙；郁在背部，如胆囊炎患者发火时，背部会痛，用香附、姜黄、郁金。

郁结在胃，进食较快，或进食生冷后，痛得要死，用香附加高良姜，香附解气，高良姜散寒。

郁结在乳腺者，要询问患者，是否有乳房胀痛，是否有口苦。

如果有口苦，说明郁已化火，口不苦，说明郁还未化火。化火后用香附加蒲公英、金银花，未化火用香附、橘叶，对乳痛、乳房胀痛效果非常好。

上次有一位乳腺结节的患者，差不多鸡蛋大小，吃完十剂药后，她说好神奇，基本上摸不到了，这是什么药？是四逆散，再加香附、郁金、橘叶、川芎大量行气活血之品。

如果郁结在肚腹，腹痛者，用小茴香、乌药。所以有些人生气后，气饱了，肚腹胀，用香附加小茴香、乌药，服用后会排气，然后气就会消去。

如果郁结在睾丸或生殖系统，生气后，阴部疼痛，用香附配川楝子。诸子通子，能入生殖系统。

如果郁结在腰部，你们看干活不会把腰干累干痛，但是你干活生气就会腰痛。我们平时听到有些人说，我干活干到腰痛，其实多数是因为干活生气，气得腰痛了。

我们给他用四逆散加香附、杜仲、威灵仙、丹参，共七八味药下去，以理气为主。杜仲可将药引至腰部，几剂药下去腰痛就好了。

痛经者，香附加生姜、大枣，行经效果较好。姜枣能给能量，香附能开快车，让气血运行起来，以解郁。痛甚者要加延胡索，或用元胡止痛片，因为延胡索乃痛症要药。

香附可以消宿食，宿食是什么？宿就是隔夜，隔夜的食物，就是留积在身体的食物。留过夜的食物会臭，会坏。

如果你有一个好想法，但是不马上去实施而是留过夜不去干，那么这个人就会没出息！那天我吃过夜的食物，他们说，不能吃啊。我说，无所谓，吃了顶多拉肚子而已。

过夜食物毁肚子只毁一天或半天，但是如果有好想法而不去实施，就会毁一生！宿食毁一天，宿想毁一生。

周公很厉害，辅佐文王，使周朝兴旺800年。文王问周公，你有什么治国良策，周公说，自古以来都有一个特点，如果财富聚在官员身上，那国家很快就会灭亡；如果财富聚在读书人身上，那么这个国家也长久不了；而财富如果能分散到老百姓身上，那这个国家就可以很长存在。财富只聚在君王一个人身上，那叫暴君，会很快被人推翻。

文王一听马上鼓掌，说，好道理好道理，然后就没有下文了。

周公看状开始摇头，文王说，我赞叹你的道理，你为什么还摇头？周公说了四个字，"宿善不祥"。这四个字可以打任何人，一打一巴掌就响了，有时候老师也会被打一巴掌。

宿，就是过夜，隔夜的善，是不吉祥的。

所以文王一听立马说：开仓放粮，然后赈济天下。当天就把粮仓打开，分给有需要的人。这是世间最成功的给君王提建议的方法，四个字，"宿善不祥"。

你们有好想法，留到第二天，就已经很落后了，就像是在吃别人的馊饭。以后你们多吃几次馊饭，就会知道馊饭不好吃，馊想法会毁一辈子。

有人说我风水不好，不吉祥，那是假的；有

人说我生辰八字不好，不吉祥，那也是假的；有人说我长得丑，不吉祥，那更是假的。

那什么是不吉祥呢？就是你的想法不够快是不吉祥，你的行动跟不上想法，这是天地间最不吉祥的事。

马云讲要立刻、现在、马上去做，有三个关键词，听到好的东西，要立刻、现在、马上去做。什么叫电光火石的速度？打火机一按火焰就冒出来，火石一敲，火星就掉下来，中间没有停隔，没有阻碍。

行善的速度，决定人格的魅力与力度，决定一个人事业成就的量度！

我现在讲这么好听的道理，就像新鲜的菜送到你面前，你说嗯，好菜，留到三天以后来吃。那真是太晚了。

你看古人他不会直接批评你，也不会特别去恭维你，但是他们说一句话让你悟，悟到了，他就有兴盛的王朝；悟不到就会在顷刻间消亡。

像我这样的小感冒，淋雨都不怕，因为这只

是身体的问题，等过几天晴天了，就会好。但是人生如果长期在乌云里，那是很让人心痛、很可悲的。

香附消宿食之力较强，香附加焦三仙(焦山楂、焦麦芽、焦神曲) 可化腹中积滞，亦可用越鞠丸。

乌药辛温，可暖腹。腹部冷痛，妇人痛经，或男子进食生冷后，小腹部痛，睾丸痛者，均可用乌药，效果非常好。

腹中有寒气，疼痛较甚，用四磨汤，人参、乌药、沉香、槟榔，专治胸腹寒气胀痛。

用沉香、乌药、槟榔都可以理解，能散腹中冷气，但是用人参你理解不了。我们知道，所有行气药都跑得快，因为身体气足。所以加用人参补足气，让气行得更快速。

小便滑数可以用乌药，乌药、益智，加山药糊丸，即为缩泉丸，治疗小便滑数。

乌药是治疗气滞血瘀的常用药，尤其是疝气，治疗疝气有一个著名的方子，即天台乌药散。

妇人生气后腹痛用乌药汤，即乌药、香附、

当归、木香、甘草。其中木香、香附行气，当归活血，乌药引药到肚腹，为肚腹引药。

乌药配小茴香，大部分药力会集中在腹部，所以进食生冷后腹部胀痛者，可用乌药配生姜，再加大枣煮水，一喝下去，就没事了。

枳实味苦，能消食除痞。食物堵塞在脘腹，上下不得，这时要用枳实，有一个很厉害的方子，叫香砂枳术丸。

我还在读书的时候，有一个同学去朋友家过生日，吃了很多蛋糕，腻在膈部，第二天没胃口，看到东西就想吐。师兄给他开了香砂枳术丸，木香、砂仁、枳实、白术四味药，治疗脾胃虚弱，饮食积滞。

吃完以后，晚上就胃口大开，开始要东西吃了，所以枳实凭其苦降行气之功，消食除痞。

枳实味辛，辛能散，既能将郁闷散开，也可以将败浊降下去。

有一个老人咳嗽，咳吐大量黏稠痰，凝浊在胸肺，经常心慌胸满。我让他禁食肉类，再用导痰丸加四逆散。俗话说，鱼生痰，肉生火，青菜豆腐保平安。

导痰丸是什么？这个你们要记住哦，陈皮、半夏、茯苓、甘草，以二陈汤为底，加枳实、天南星。

二陈汤化胃中的痰饮效果好，但是降痰的力量不够，枳实号称破胸锤，能使胸中的痰立马就破下去！

患者吃完药以后，觉得心胸好像有扫把，把那些脓痰往下赶。所以我一般会在二陈汤中加枳实、枳壳，下痰之力会更快速，即破积快痰。

枳实可冲墙倒壁，意思是枳实可将心胸中的壁垒梗阻冲开，力量很强。

我碰到心胸狭窄、心中疙瘩郁结很多的人时，会在四逆散中加枳实、枳壳。服用后，患者会觉得心胸没那么闷了。

我昨天看了 20 分钟的《攻守道》，还看了 30 分钟的《本草中华》。这个值得一看，拍得很精彩！

其实这些东西啊，我们都不在意，不怕对手比你有条件，不怕别人比你强大，不怕周围人比你领先。如果你是全天下最想做成这件事的人，你最后就很有可能会赢。

记住哦，你必须是全世界最想做成这件事的人，你才会赢。你如果不是最想做成的人，内心的原动力也不够，那你就不要轻易去尝试。

找到你最想做的，又有利于世界的事，就放胆去做，老师给你预言，你肯定会成功。但如果这件事不是你最想做的，又不利于社会，那就别去干。

枳壳微寒，能快气宽肠，能让气往下走得很快。我们有一个枳壳散，枳壳、香附、白术，专用于心胸中有痰堵、胀痛者。

枳壳可治胸中气结。凡是生气或吃东西后觉得胸中闷塞，好像门被关住一样，膈上不宽，加枳壳、桔梗，可散胸膈郁结。

四逆散加胸三药（枳壳、桔梗、木香），治疗心胸中郁结，胸有千千结，屡用屡效，十拿九稳。

胸胁又胀又满的，可以尝试一下枳壳。

现在中国人买东西，如衣服、帽子，还有各

方面的，买大号的越来越多了。这是为什么呢？我们中国人站起来、壮起来了，壮起来就有一个问题，胀满者越来越多。

所以我们用四逆散、枳壳用的很多，我立马就有一个想法，调配一款胀满茶，就用枳壳配绿茶。利用枳壳降气，茶叶清热解毒。像小青柑一样，把体内的痰浊胀满通通打包，让它往下跑。

好！今天就到这里，更多精彩在明天。

方药集锦

1. 消瘦肌肉无力

人参、牛大力、枸杞子、龙眼肉、上好的红糖。

2. 大失血

独参汤，可大补元气，以固血、生血。

3. 喝水不解渴

人参 10 克，麦冬 5 克，五味子 5 克。

4. 劳累过度

重用一味黄芪。

5. 脸斑

黄芪 30 克，当归 5 克，川芎 5 克，皂角刺 5 克。

6. 胃下垂

补中益气汤。

7. 水湿肥胖

苍术泡茶饮。

8. 感冒后咳痰

四君子（党参、炒白术、茯苓、炙甘草），炒麦芽，陈皮。

9. 腹泻

七味白术散（人参、茯苓、炒白术、甘草、藿香、木香、葛根）。

10. 脂溢性脱发

一味茯苓重用。

11. 急性咳嗽

复方甘草片。

12. 体虚口腔溃疡

炙甘草、砂仁、黄柏。

13. 寒热胃

半夏泻心汤（半夏、黄芩、干姜、人参、黄连、大枣、甘草）。

14. 流清涕、清口水

炙甘草 20 克，干姜 10 克，寒甚者，干姜重用 20 克。

15. 咽痛

生甘草 15 克，桔梗 20 克，严重者加胖大海、罗汉果、威灵仙、射干等咽部引药。

16. 广谱消炎方

大黄 10 克，生甘草 5 克。

17. 大便艰难

当归 30 克煮水。

18. 补心血

当归、黄芪。

19. 贫血

黄芪、当归、枸杞子、大枣、黄精。

20. 闭经

小四五汤（小柴胡、四物汤、五苓散），气血水并调。

21. 暗斑手臂痛

桂枝汤加活络效灵丹。

22. 严重出血崩漏

当归炭。

23. 头晕脑涨、颈椎痛

白芍、葛根。

24. 虚人崩漏

归脾汤加白芍。

25. 着急腹泻

芍药、白术、陈皮、防风。

26. 凉血三药

生地黄、赤芍、牡丹皮。

27. 乳腺增生

柴胡疏肝散（柴胡、赤芍、枳壳、炙甘草、香附、川芎、陈皮），加橘子叶，重用陈皮、橘子叶。

28. 痛经

少腹逐瘀汤（小茴香、干姜、延胡索、没药、当归、川芎、官桂、赤芍、蒲黄、五灵脂）。

29. 肺癌发热、咳血

五鲜饮（鲜生地、鲜雪梨、鲜莲藕、鲜百合、鲜茅根）。

30. 更年期骨蒸烦热

青蒿鳖甲汤（青蒿、鳖甲、生地黄、知母、牡丹皮）。

31. 阴虚便秘

增液汤（玄参、麦冬、生地黄）。

32. 补血汤

熟地黄、首乌、当归、白芍、黄芪、党参、肉桂、大枣、鸡血藤。

33. 发白、失眠

九制熟地黄、九制黄精、九制何首乌。

34. 肾虚烦躁

枸杞子、黄芪、杜仲、熟地黄、何首乌。

35. 烦渴

麦门冬、石斛，泡茶饮。

36. 热病伤阴

麦冬、粳米（或山药）。

37. 虚热口渴

玄参 10 克，麦冬 10 克，甘草 10 克，桔梗 10 克，煲汤。

38. 肺痿肺痈

二冬膏（天冬、麦冬加蜂蜜，熬膏）。

39. 热喘、热渴

天冬、人参、地黄。

40. 疮毒

黄连解毒汤（黄连、黄芩、黄柏、栀子）。

41. 小孩口腔溃疡

黄连配石菖蒲各 3～5 克，煮水漱口。

42. 鼓牙包（牙龈肿痛）

黄连、大黄各 2～3 克。

43. 眼热红赤

黄连煮水，再加珍珠粉，放凉后点眼睛。

44. 湿热下痢

黄连、木香。

45. 高热咳嗽

黄芩煮水。

46. 上火痤疮

凉膈散（大黄、芒硝、炙甘草、栀子、薄荷、黄芩、连翘)。

47. 痔疮

大黄、黄芩各5～10克,升麻、柴胡各2～3克,再加当归、甘草。出血甚者加地榆、槐花。

48. 湿毒清洗剂

黄柏、苦参、百部、白鲜皮、蛇床子,各抓一把煎水外洗,可清湿毒。

49. 虚火牙痛

知柏地黄丸。

50. 痛风

四妙散 (黄柏、苍术、薏仁、牛膝),土茯苓,猫须草。

51. 湿热带下

易黄汤 (山药、芡实、黄柏、车前子、白果)。

52. 疮痈肿痛

黄柏打成粉末,加鸡蛋清调和,敷于疮痈上。

53. 烦躁睡不着

栀子 10 克，淡豆豉 20 克。

54. 虚人流鼻血

重用黄芪、仙鹤草、大枣。

55. 实热流鼻血

栀子 20 克煮水。

56. 火热胃痛

栀子，可以降胃火。

57. 湿热黄疸

茵栀黄（茵陈、栀子、大黄）。

58. 崴伤

栀子鲜者，捣烂后炒热外敷。

59. 圣药、要药

呕家圣药——生姜。

疮家圣药——连翘。

伤家圣药——三七。

风家圣药——天麻。

血家圣药——当归。

食积圣药——鸡屎藤。

痈肿要药——金银花。

颈痛要药——葛根。

鼻塞、头痛要药——辛夷花。

肠痈要药——败酱草、红藤。

咽肿要药——山豆根。

梅毒、痛风要药——土茯苓。

肺痈要药——鱼腥草。

风湿痹证要药——威灵仙。

尿赤痛淋漓要药——海金沙。

妇人调经要药——香附。

大补元气要药——人参。

肾虚腰酸要药——杜仲。

60. 疮痈肿毒体质

连翘泡茶饮。

61. 崴伤散

栀子、大黄、连翘、乳香、没药。

62. 温热病

重用连翘。

63. 大叶性肺炎咳吐脓浊带血

麻杏石甘汤加千金苇茎汤（桃仁、薏苡仁、冬瓜仁、芦根）。

64. 牙龈肿痛

清胃散（升麻、黄连、当归、生地黄、牡丹、石膏）。

65. 口渴头痛

芎芷石膏汤。

66. 感冒后余热未清

竹叶、石膏，配人参、麦冬、甘草、半夏、粳米。

67. 小便赤痛

六一散（滑石、甘草）。

68. 干咳、燥咳

雪梨加贝母粉，隔水炖，加蜂蜜饮用。

69. 疮痈肿毒

仙方活命饮。

70. 咽喉瘰结

四逆散加消瘰丸（玄参、贝母、牡蛎）。

71. 急性咽炎

大黄、桔梗、甘草。

72. 目赤、口臭、便秘

蒲公英、大黄泡水。

73. 水火烫伤

大黄粉，加蜜调敷于患处（烫伤处），效果较佳。

74. 口苦三药

柴胡20克，龙胆草10克，牡蛎30克。

75. 寒热往来，胸胁苦满

小柴胡汤（柴胡、黄芩、人参、法半夏、生姜、大枣、炙甘草）。

76. 斩咳尾

止嗽散（白前、陈皮、桔梗、炙甘草、荆芥、紫菀、百部）。

77. 寒热头痛

前胡、生姜、大枣。

78. 痞闷

前胡、枳壳、桔梗。

79. 清胃火

清胃散（升麻、黄连、当归、生地黄、牡丹皮、石膏）。

80. 霉菌性阴道炎

完带汤（白术、苍术、陈皮、人参、甘草、车前子、柴胡、白芍、淮山、黑芥穗），四妙散（苍术、黄柏、炒薏仁、川牛膝），升麻。

81. 牙痛

大黄 5 克，甘草 5 克，升麻 10 克，薄荷 5 克。

82. 胸部痰饮

小陷胸汤（黄连、法半夏、全瓜蒌），桔梗。

83. 瘀血堵胸

血府逐瘀汤（当归、生地黄、桃仁、红花、甘草、枳壳、赤芍、柴胡、川芎、桔梗、川牛膝）。

84. 风寒感冒初起

紫苏、荆芥各一把，煮水加糖饮用。

85. 痰气在咽喉

四逆散加半夏厚朴汤（半夏、厚朴、茯苓、生姜、苏梗）。

86. 胃肠型感冒

香苏散（香附、紫苏、陈皮、甘草）。

87. 风寒表实证

麻黄汤（麻黄、桂枝、杏仁、甘草）。

88. 老年脚肿

麻黄、赤小豆。

89. 寒包痤疮

麻黄、连翘、赤小豆。

90. 风寒湿痹

麻黄加术汤（麻黄、桂枝、杏仁、甘草、白术）。

91. 落枕

葛根、生姜、大枣。

92. 心脑血管堵塞

愈风宁心片。

93. 心肌梗死，心慌气短

四逆散，颈三药（葛根、丹参、川芎），生脉饮（人参、麦冬、五味子）。

94. 小儿风热外感

薄荷熬水汗蒸、洗澡加泡脚。

95. 头痛目赤

薄荷 10 克，大黄 5 克，生甘草 5 克。

96.脾虚易感冒

玉屏风散（防风、白术、黄芪）。

97.风湿痹痛

上半身——蠲痹汤（当归、羌活、姜黄、黄芪、白芍、防风、甘草）。

下半身——独活寄生丸（独活、桑寄生、杜仲、牛膝、细辛、秦艽、茯苓、肉桂心、防风、川芎、人参、甘草、当归、赤芍、干地黄）。

98.头目烦热

荆芥5克，金银花5克，连翘5克。

99.防伤口破伤风

前期用银翘散加荆芥、防风，后期用补中益气汤。

100.昏迷

细辛、皂荚研末，吹鼻。

101.大便不成形

羌活、苍术研末。

102. 天气变化关节痛

羌活胜湿汤（羌活、独活、藁本、防风、炙甘草、蔓荆子、川芎），加四君子汤（党参、白术、茯苓、炙甘草）。

103. 强直性脊柱炎

独活寄生汤，配合练爬行功。

104. 腿痛、腿沉

独活配威灵仙。

105. 老人烦渴难寐

知柏地黄丸。

106. 骨蒸脏燥

四逆散加百合、知母、甘草、麦冬、大枣、浮小麦。

107. 干咳、燥咳

知母、贝母。

108. 前额痛

四逆散加白芷、川芎。

109. 后头痛

四逆散加羌活、葛根。

110. 头顶痛

四逆散加藁本、蔓荆子。

111. 偏头痛

四逆散加川芎、郁金。

112. 鼻炎

苍耳子、辛夷花、白芷、薄荷。

113. 头部棍棒伤多年

四逆散加藁本、川芎、蔓荆子、升麻。

114. 头痛抑郁

羌活胜湿汤。

115. 郁结

郁结在头，香附、川芎主之。

郁结在咽，香附、苏梗主之。

郁结在颈，香附、葛根主之。

郁结在肩，香附、威灵仙主之。

郁结在背，香附、姜黄、郁金主之。

郁结在胃，香附、高良姜主之。

郁结在乳房，香附、蒲公英、金银花主之，未化火者用香附、橘叶。

郁结在腹，香附、小茴香、乌药主之。

郁结在睾丸，香附、川楝子主之。

郁结在腰部，香附、杜仲主之。

郁结在子宫，痛经者，香附、生姜、大枣、延胡索主之。

116. 消宿食积滞

香附加焦三仙，或用越鞠丸。

117. 寒气胀痛

四磨汤（人参、乌药、沉香、槟榔）。

118. 尿频

缩泉丸（乌药、益智仁、山药）。

119. 疝气

天台乌药散（天台乌药、木香、小茴香、川楝子、槟榔、巴豆、高良姜、青皮）。

120. 生气后腹痛

乌药、香附、当归、木香、甘草。

121. 饮食积滞

香砂枳术丸（木香、砂仁、枳实、白术）。

122. 痰浊重

导痰丸（陈皮、半夏、茯苓、甘草，以二陈汤为底，加枳实、南星），加四逆散。

123. 心胸痰堵胀痛

止咳散（枳壳、香附、白术）。

124. 胸中郁结

四逆散加胸三药（枳壳、桔梗、木香）。

方药集锦

精彩回顾

1. 讲论得之最速。

2. 用三年来磨一把剑，用十年来磨一把亮剑。

3. 入深山修身养性，出古洞名扬天下！

4. 一点心思都不放在名跟利上。

5. 早睡早起，没病惹你。

6. 凡是体虚力弱，要多吃甘味药。

7. 什么叫元气？即生命的原动力。

8. 气足的人耐打，耐熬，耐劳。

9. 劳者温之，劳累的人用黄芪水可以温暖。

10. 黄芪能够提高我们卫表之气。

11. 劳力的人容易气虚，多用补中益气汤；动脑的人容易血虚，多用归脾汤。

12. 把不正常两边的调到中间叫中医。

13. 脾胃一强，则痰少生。

14. 少吃荤，多吃素；少饱食，多半肚；少用盐，多吃醋；少吃甜，多吃苦。

15. 人如果性情急躁，他的人缘事业就不会很好。

16. 甘草生用，可泻人体的火气。

17. 做学问要做实学，做踏踏实实的学问。

18. 气行血行，气滞血停。

19. 为工资奋斗的日子已经过去，为出经典课程的年代正在来临。

20. 找到生命中有意义的事情，做有意义的事情，粗茶淡饭都不苦。

21. 撬动地球的不一定是万有引力，不一定是太阳的吸引力，可能是你手中的笔。

22. 忠孝立身真富贵，文章行世大神仙。

23. 增液行舟，点油润肠，补水通便。

精彩回顾

24. 血发源于下焦，补充于中焦，开宣于上焦。

25. 血气足百病除，血气虚万邪欺。

26. 光看不练假养生。

27. 当你身体有伤，如糖尿病伤、中风偏瘫伤，长期不愈，家里一定要有院子可以晒太阳。

28. 古人设计房子都是天人合一的。

29. 肾水一足，心火自动会下来。

30. 当一个人很焦虑烦躁的时候，我们可以给他补肾水。

31. 肾水足百病除，肾水虚万邪欺。

32. 黏者为热，稀者为寒。

33. 知母贝母款冬花，专治咳嗽一把抓。

34. 小小不吃苦，大了吃泥土。

35. 不觉悟的人最苦。

36. 小小不练功，到老一场空。

37. 体能不增长，智能增长亦不牢靠。

38. 身体气血不够供养大脑，记忆力马上黯淡。

39. 六经实热，总清阳明。

40. 肠道一通开来，所有热就会像百川归海一样退下去。

41. 黄芩可息胆火。

42. 考验的不是短暂的热情,而是持久的耐力。

43. 发心不难于勇锐,而难于坚久。

44. 短暂的热情烧不开水,持久的热情才能煮开锅。

45. 一味黄柏,专治下半身疮痈肿毒。

46. 有小成就的时候,要有大胸怀,有大成就时要注意细节。

47. 不矜细行,终累大德。

48. 无师自通的人很多,无书自通的人没听过。

49. 交人要交奇人志士,用药要会用圣药、要药。

50. 清阳明经用石膏,清阳明腑是大黄。

51. 吃苦就是吃补。

52. 脑子要勤用,身体要勤动。

53. 男人的胸怀是撑大的。

54. 担当是一个人成长的开始。

55. 男人气量小了就会得肝硬化、脂肪肝,拥堵在那里;女人气量小了会得乳腺增生,咽炎经久不愈。

56. 气量以宽大为良药。

57. 气量大了病就变小，气量小了小毛病都会很纠结。

58. 养生容易养心难，杂念纷飞总是闲。名闻利养常挂碍，锦衣玉食也徒然。

59. 用药容易守口难，乱说乱吃总是闲。守口不严空费力，纵有良药也徒然。

60. 一个人只要生出追求外物的心念，他就是对自己不够自信。

61. 最大的中国梦是什么？是帮助大量世人去实现他们的梦想。

62. 胱肠通畅百病去，不补之中有真补存焉。

63. 六腑以通为补，大黄就专通六腑。

64. 陈莝去而肠胃洁，癥瘕尽而营卫昌。

65. 大黄是这些无名气火的终结者。

66. 苦乃火之味，一个火乃上火，两个火乃发炎，再加三点水，就是平淡、清淡，所以口苦咽干的人，饮食要清淡，要注意多喝水。

67. 人生其实是苦的，但如果你有了使命感，生活就会变甜。

68. 改变是很苦的，但是不改变更苦。

69. 师傅领进门，修学要靠个人。

70. 真会学医的人，不是用嘴巴，而是用心。

71. 一个人心胸狭隘的时候，就去运动，心胸就会开阔。

72. 管别人不高明，能管住自己才是真高明。

73. 一根筋一条心，用一辈子的时间专攻某一个领域。

74. 一切法从恭敬中求。

75. 讲究持久的热情，而不是短暂的激情。

76. 瓜蒌堪称胸部痰浊的洗涤剂，能开胸利壅。

77. 触目不见道，运足焉知路。

78. 真正的胸怀，并不是在成功的时候能够宽恕他人，而是在你受屈辱的时候，还能够不嗔不怒。

79. 辛走肺，能宣发行气，能散邪。

80. 我只关注患者，只关注古籍，只关注自己。

81. 身体发热上火，别急着用凉药，可先去运动出汗。

82. 学生最后超越老师，这是对老师最大的恭敬。

83. 一个人没有目标愿景，终会暗一辈子。

84. 无论如何，人必须要有梦想。

85. 一个身心安康的人，不会经常有消极的想法。

86. 排病三件宝——汗、尿、屁。

87. 清气在下，则生飧泄。

88. 德行是我们的金顶，医技就是周边的小金子。

89. 欲望大的人心念暗耗较甚，容易口干苦、口渴。

90. 善用风药，可以解郁，可以让一个人开心。

91. 用心做好平凡事，就是伟大。

92. 宿善不祥。

93. 行善的速度，决定你人格的魅力与力度，决定你事业成就的量度！

94. 如果你是全天下最想做成这件事的人，你最后就很可能会赢。

95. 找到你最想做的，又有利于世界的事，就放胆去做。

96. 在时代的前沿上顺势而为，那么你们就会笑到最后。

97. 感冒期间还吃油腻的东西，就容易生痰，感冒期间还熬夜，就容易转变为咳嗽。

98. 感冒最好的疗法，第一是休息好，第二要勤出汗，第三要节饮食。

精彩
回顾

后 记

为什么会有痛苦？

如何获得健康快乐？

我们只需要做到足睡眠，勤习劳，节饮食，就可以获得健康的身体。

我们只需要淡欲望，戒嗔怒，乐助人，就可以获得心灵上的富足。

人的痛苦，就在于追求错误的东西，以为外在的财物可以获得幸福，却不知道这只是欲望的驱使。

我们真正需要的只是简单的温饱，以及心灵

的成长，仅此而已。

中医普及学堂的课程，最核心的理念就是身心兼修，见病知源，在断苦因上下功夫，在病果上积极治疗。

《〈药性歌括四百味〉白话讲记①》已经完成，敬请期待下一部。

纷繁的世界里，有个中医的"桃花源"
闲来干干农活，看看田间的"扁鹊"

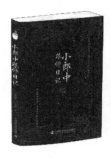

小郎中跟师日记
曾培杰　丁润雅　著
定价：28.00 元

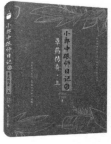

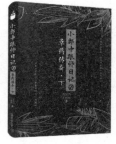

小郎中跟师日记②：草药传奇（上）
曾培杰　丁润雅　著
定价：30.00 元

小郎中跟师日记②：草药传奇（下）
曾培杰　丁润雅　著
定价：30.00 元

　　一位资深的医护工作者在重病之后，深切地体会到中医学的珍贵，毅然决然地从湖南来到广东省揭阳市五经富镇，登门拜师，跟随曾培杰医生学习中医。并用日记的形式记录下作者每日跟诊学习的收获和在田间劳作的乐趣，把曾培杰医生诊治诸多疾病的临床经验和学术思想，淋漓尽致地展现出来，也原汁原味地描绘出作者在这个美丽的南方小镇中生活的画面。通过作者每日跟诊学习的积累，可以看到中医师带徒这一教学模式的独特之处，在跟诊抄方之中，把中医之道传承下来。